Chakren – Quellen des Selbst

„Do you want me to show you something about reality?" (ALP)

Zur Erinnerung an Arthur Lincoln Pauls
und
mit Dank an Kathy L. Kain

Chakren – Quellen des Selbst

Ein westlicher Weg zur Entfaltung unserer Fähigkeiten

zur Stärkung unserer Gesundheit

Schriftenreihe Ortho-Bionomy® Band 6   7. Auflage 2016

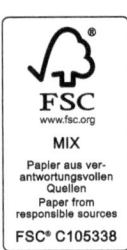

Bibliographische Information der Deutschen Nationalbibliothek
Die Deutsche Nationalbibliothek verzeichnet diese Publikation in der
Deutschen Nationalbibliografie, detaillierte bibliographische Daten
Sind im Internet über http:// dnb.dnb.de abrufbar.

© 2016 Klaus G. Weber

Lektorat Emanuel Peter, Gudrun Reihle

Verlag: **a+b** aktuelles und buch, Rottenburg

Herstellung und Verlag: BoD – Books on Demand, Norderstedt

ISBN 9783739210612

Inhaltsangabe

Vorwort	S. 7
Der Beginn – meine erste Begegnung mit den Chakren	S. 13
Energetisches Handeln – Definitionen und Grenzen	S. 19
Physikalische Definition: Energie	S. 19
Vertraute Energien des Alltags	S. 19
Materie ist nicht aus Materie zusammengesetzt	S. 20
Energetische Interaktionen im Alltag	S. 23
Traditionelle Chakra-Definitionen	S. 29
Das Problem fremder Traditionen	S. 31
Aktuelle Chakra-Definition	S. 32
Allgemeine Eigenschaften und Merkmale der Chakren	S. 39
Die 7 Hauptchakren in Kurzdarstellung	S. 42
Erweiterte Interpretation der sieben Haupt-Chakren	
- Funktion und Belastungen	S. 45
1. Wurzel- oder Basischakra	S. 46
2. Unterleibs- oder Sexualitätschakra	S. 52
3. Solarplexuschakra	S. 57
4. Herzchakra	S. 62
5. Hals- oder Kehlkopfchakra	S. 65
6. Drittes Auge	S. 68
7. Scheitel- oder Kronenchakra	S. 71
Fülle und Leere	S. 75
Der Energiefluss von der Wurzel zur Krone	S. 79

Anlässe für die Behandlung der Chakren	S. 83
Behandlungsgrundlagen	S. 85
Die Behandlungsprinzipien	S. 85
Vorbereitung und erste Schritte	S. 86
Der Handabstand vom Körper	S. 89
Chakren wahrnehmen und behandeln	S. 91
1. Wahrnehmen über die Bewegung und die Form	S. 93
Der Einstieg in die Chakrawahrnehmung	S. 93
Prüfung mit Hilfe einer zweiten Person	S. 94
Die Dreh-Richtung des Chakra wahrnehmen	S. 95
Die Kriterien Form, Umfang und Geschwindigkeit	S. 104
2. Wahrnehmung des Chakra als energetische Struktur	S. 108
Aktivierung der Handwahrnehmung	S. 109
Behandlung eines Chakra über Nachbarfelder	S. 112
Der „Energiespringbrunnen"	S. 115
Die „Flaschenbürstentechnik"	S. 118
3. Ckakren als Kombination von Kugel und Rad	S. 119
4. Chakren visualisieren	S. 123
5. Chakren und Atmung	S. 128
Selbstbehandlung und Meditationen	S. 130
„Chakrenschließen" zur Selbstbehandlung	S. 130
Spiralübung – Spiralmeditation	S. 135
Erweiterte Spiralmediation	S. 139
Chakra-Flow Meditation	S. 140
Aufladen des Sonnengeflechts	S. 141
Abschluss und Ausblicke	S. 142
Literatur und Ausbildung	S. 143

Chakren – Quellen des Selbst

Vorwort

Läuft bei Ihnen alles rund? Oder leiden Sie unter engen Zeittakten und den vielfältigen Anforderungen des Alltags? Sind Sie deswegen schier „am Durchdrehen"? In Süddeutschland sagt man von solchen Menschen, dass sie "am Rad drehen". Wollten wir ein zu „großes Rad drehen" und sind dabei beinahe „unter die Räder" gekommen?

Nach dem Feuer hat wohl die Erfindung des Rades die Geschichte und technische Entwicklung der Menschen am meisten verändert. Da nimmt es nicht Wunder, dass viele Begriffe, die mit der Form und Funktion des Rades zu tun haben, in unsere Umgangssprache eingegangen sind.

Dort, wo das Rad Eingang in unsere innere Bilderwelt und unser Denken gefunden hat, drücken wir weniger technische Vorgänge aus, sondern mehr das Befinden, Gefühle und Wertungen. Alles geht drunter und drüber (ein sich drehendes Rad), uns dreht sich alles, es läuft richtig rund, wir sind völig überdreht.... Der „Radlfahrer" ist ein unterwürfiger Mensch, und „wer ein Rad ab hat", weist tiefe Probleme mit der eigenen Wahrnehmung oder Denkfähigkeit auf.

Die Bedeutungen des Wortes „Rad" reichen vom materiellen Gegenstand bis hin zum Befinden, zu unserem inneren Ordnungszustand.

Die Kreisform des Rades wird im sozialen Kontext genutzt bei den „runden Tischen".

Räder finden wir in kultischen, mythischen bzw. religiösen Bezügen. In nordischen Kulturen waren Kreis und Rad ein Symbol der Leben spendenden Sonne. In Indien symbolisierte es das Rad des Lebens, den ewigen Wechsel von Wiedergeburt und Tod. Das Rad ist als Werkzeug und Hilfsmittel eine Erfindung des menschlichen Geistes.

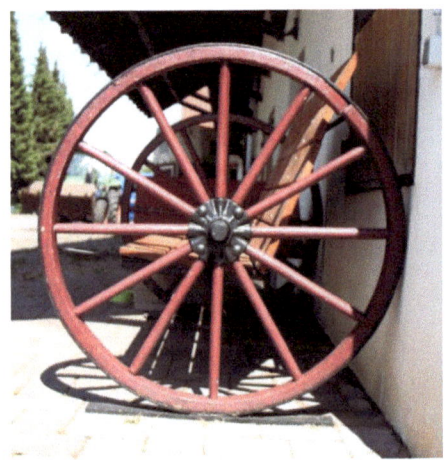 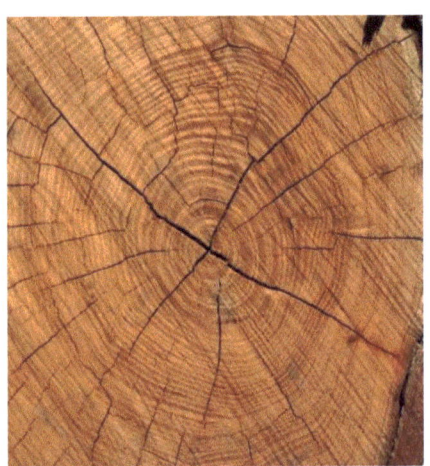

Abb. Rad von Menschenhand   Abb. Radform in der Natur

Eine radförmige Energiestruktur, die wir Chakra (Sanskrit = Rad) nennen, hat als Ordnungs- und Kraftprinzip das Leben von Anfang an begleitet. Diese Struktur ist nicht das Produkt religiös-philosophischer Spekulation, sondern sie wurde aus einer geschulten Wahrnehmung empirisch gefunden.

In der Praxis begegnen uns immer wieder neue, bisher unbekannte Beschwerden, neue verwirrende Kombinationen von Symptomen. Das war und ist ein Anlass, immer wieder nach neuen und alten Diagnose- und Therapieoptionen zu suchen, somit auch über die Chakren nachzudenken.

Die Selbstheilungskräfte des Menschen energetisch anzuregen, sie gezielt zu unterstützen, das klang mir als Arzt zunächst sehr fremd. Was bedeutete "energetisch"? Als Erklärung hörte ich allzu oft nur die Antwort: „Wer heilt hat Recht." Einfach glauben, ohne zu verstehen, das ist zu viel verlangt. Zu oft dient der Satz als Begründung für fragwürdige Methoden. Wer „heilt", mag vielleicht das Richtige getan haben. Ob sein Erklärungsmodell stimmt, das sei dahingestellt. Menschen werden glücklicherweise nach einiger Zeit meist von alleine gesund. Viele Patienten haben parallel mehrere Therapien in Anspruch genommen. Was hat dann letztlich geholfen, die Natur, die Zeit, eine Therapie oder alles miteinander? Wer weiß das schon genau?

Lästiger Kreuzschmerz und Heiserkeit, Bandscheibenvorfall und Blasenreizung, Konzentrationsstörungen, die Überlastung durch die vielfältigen Anforderungen im Alltag, psychischer Stress und manches mehr – da ist ein bunter Strauß unerfreulicher Erfahrungen und Befindlichkeiten. Hier soll eine „energetische" Behandlung helfen, Linderung schaffen - ohne Körperkontakt? Allein der Gedanke ist eine Provokation für uns moderne, rationale Menschen, die kritisch darauf vertrauen, was naturwissenschaftlich anerkannt ist, was wir messen und wiegen können.

Und tatsächlich ist auch das Realität: Die Möglichkeit der Behandlung körperlicher Beschwerden mit Hilfe unserer Energiesysteme. In der westlichen Tradition entwickelten sich seit der Antike immer wieder ähnliche Behandlungsformen. In der modernen Medizin hat bei uns dieser Gedanke jedoch erst über die östlichen Medizinsysteme wieder mehr Fuß gefasst. Das Wirken des QiGong oder der Akupunktur sind mittlerweile statistisch belegt. Über die indische Medizin kamen tradierte Kenntnisse vom Energiefluss und von der Bedeutung der Chakren zu uns. Was Chakren sind und was sie vermögen, davon wird noch viel die Rede sein.

In meiner Ortho-Bionomy® Ausbildung erlebte ich in den 80er Jahren erstmals am eigenen Leib Techniken, die ihre Wirkung energetisch entfalten - sogar ohne direkten Körperkontakt. Heute weiß ich, dass es viele Ebenen der energetischen Selbstorganisation gibt. Eine besondere Energieform war für mich wegen der relativ einfachen Handhabung und der Vielfalt konkreter Einsatzmöglichkeiten besonders spannend: Die Chakren. Die Arbeit mit den Chakren hat sich in unserer Praxis als Therapiebaustein für ein großes Indikationsspektrum bewährt.

Chakren stellen nicht die Lösung aller Probleme dar. Ihre Wirkung ist allerdings mehr als erstaunlich. Durch sie können wir viele Belastungen, manche Ursachen von Beschwerden und Erkrankungen besser verstehen und behandeln. Wir entdecken mit ihnen neue Wege zu mehr Gesundheit. Mit Hilfe unserer Chakren werden wir anpassungsfähiger, belastbarer und können uns selbst stärken.

Die Lehre von den Chakren ist Teil der Traditionen der indischen ayurvedischen Medizin. Über das Yoga wurden sie im Westen in weiten Kreisen bekannter. Nicht nur im tantrischen Yoga werden die Chakren für den Energiefluss, die Entfaltung der Persönlichkeit, als Hilfsmittel zur persönlichen Vollendung genutzt. Die Chakren umschwebt dabei nicht selten ein Nimbus des Kultischen, einer sagenhaften, uns nicht so recht verständlichen östlichen Weisheit.

Chakren so zu begreifen, wie sie in Indien verstanden, gedeutet und genutzt werden, dürfte den meisten von uns wahrscheinlich verwehrt bleiben. Es fehlt uns die gründliche Kenntnis der Sprache, des kulturellen und des geistig-religiösen Hintergrundes.

Über der Tradition wird ein essentieller Gesichtspunkt leicht vergessen. Chakren sind nicht das Produkt gelehrter Spekulation. Sie wurden durch konkrete Erfahrungen entdeckt. Es muss nicht wundern, dass Wirkkräfte, die zwar zu spüren waren aber nicht angefasst, nicht betrachtet werden konnten, bei ihrer Entdeckung vor zwei- oder dreitausend Jahren der spirituell-kultischen Ebene zugeordnet wurden. Eine andere Erklärung war damals wortwörtlich nicht denkbar.

Kehren wir darum zurück zum Anfang, zur ersten Wahrnehmung: Zum Erfahren und Erleben unsichtbarer, aber wirksamer, klar strukturierter Kräfte, von Interaktionen, die unser Befinden beeinflussen. Als „Westler" habe ich mich gefragt, was es mit diesen angeblichen Kräften auf sich haben könnte. Messbar sind sie nicht. Wie erfahre ich sie? Wie kann ich sie integriert in meine eigene, mir vertraute Weltsicht nutzen? Gibt es praktische Anwendungsmöglichkeiten? Pragmatisch, den großen geistesgeschichtlichen Hintergrund fröhlich ignorierend, entstand in kleinen Schritten meine Entdeckung der Chakren, ein eigener Stil der Chakra-Arbeit.

Als Leserinnen und Leser lade ich Sie ein Ihre eigenen Chakren zu entdecken. Es geht immer darum, eigene Erfahrungen mit den Chakren zu machen. Sie werden mit Hilfe einfacher Techniken erfahren, wie man die Chakren im Alltag, am Arbeitsplatz und im Privatleben für sich selbst nutzt. Der Lohn sind neue Wege zu einer erhöhten Anpassungsfähigkeit, zu innerem Gleichgewicht, Wohlbefinden und zur eigenen Gesunderhaltung.

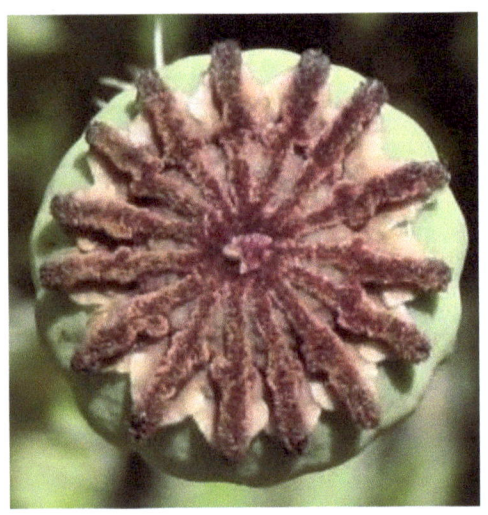

Abb: Die Radgestalt auf einer Mohnkapsel

Der Beginn – meine erste Begegnung mit den Chakren

1989, ein heißer Augustnachmittag in einem Bauerngarten im weichen Hügelland vor dem Schweizer Jura. „Vuardelaz", ein kleiner Hof, der als Tagungsstätte diente, lag einsam zwischen blühenden Wiesen. Wir - das war eine bunt gemischte Gruppe Therapeuten aus mehreren europäischen Ländern. Therapieliegen standen in einem Kreis aufgebaut auf der Wiese vor dem Haus. Im Zentrum des Kreises versuchte unser Ausbilder Arthur Lincoln Pauls unsere Aufmerksamkeit wach zu halten. Das schöne Wetter und die freundliche Umgebung lenkten ab. Dösend wie Eidechsen in der Sonne folgten wir mehr entspannt denn aufmerksam seinen Ausführungen. Meine Entdeckungsreise zu den Chakren begann träge und unauffällig.

Es ging gerade um Beinlängenunterschiede. „Ich möchte Euch heute an der Beinlänge demonstrieren, wie bedeutsam und wirksam die innere Achtsamkeit und der Fokus des Behandlers sind." Nach diesen Worten saß Pauls merkwürdig stumm und versunken am Ende der Behandlungsliege. Ruhig hielt er die Knöchel einer Kollegin umfasst. Ihre Beine hatten bei der Erstuntersuchung eine identische Länge aufgewiesen. Nach einigen Momenten blickte Arthur Pauls auf und forderte einen der Zuschauer auf, den Befund erneut zu prüfen. Siehe da, jetzt zeigte sich eine deutliche Verkürzung und Außendrehung des rechten Beines. Die Muskulatur auf der rechten Seite hatte sich im Hüftbereich verspannt und zusammengezogen. Wir waren völlig verdutzt. Was war geschehen? Pauls hatte doch gar nichts getan. Die Erklärung unseres Ausbilders war sehr kurz gehalten. Er nannte das Phänomen, das wir gerade beobachten durften, den Reflex des Bedauerns. Er solle uns deutlich machen, wie stark die innere Haltung und das Selbsterleben eines Therapeuten Einfluss nehmen auf den Patienten.

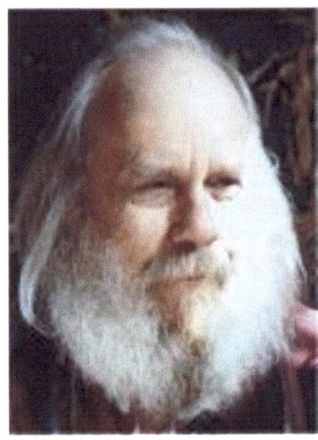

Abb. Arthur L. Pauls

„Wenn ihr mit den Gedanken nicht bei eurer Arbeit seid, weil euch ein persönliches Problem zu sehr gefangen nimmt, der Gedanke an etwas, das ihr zutiefst bedauert, so hat das seine Auswirkungen auf die Menschen, die ihr behandelt. Euer Patient erlebt unwillkürlich Euren Stress mit. Er wird, individuell sicher unterschiedlich stark, seinerseits mit einer inneren Anspannung und einer äußerlichen Verspannung auf die Gefühle des Behandlers reagieren." Wenn also der Patient auf der Liege im empathischen therapeutischen Kontakt von einer intensiven Emotion des Therapeuten gefangen genommen wird, dann kann man die Folgen an körperlichen Veränderungen ablesen. Pauls hatte die Beinlängen unserer Kollegin als „Messinstrument" gewählt und an eine Situation gedacht, die er im Nachhinein sehr bedauerte. Von der prompten Reaktion seiner Versuchsperson hatten wir uns überzeugen können.

Um unsere Kollegin mit dem „angehexten" Beinlängenunterschied nicht weiter leiden zu lassen, griff unser Lehrer zu einer energetischen Technik. Er hielt er die Hände eine Weile über den Oberbauch und den Unterleib seines „Modells" und siehe da: Beinlänge und Muskelspannung waren rasch wieder ausgeglichen.

Was hatte er nun schon wieder getan? Seine Erklärung war keineswegs erhellend, klang eher verwirrend. Nach Pauls Worten hatte sich der auslösende belastende Stress auf „energetischem" Wege vom Therapeuten auf den Patienten übertragen. Darum habe er die körperliche Reaktion auf den emotionalen Stress energetisch mit Hilfe zweier Chakren ausgeglichen. Wir könnten daraus wieder einmal lernen, dass körperliche Strukturen und Energiefelder in Wechselwirkung zueinander stehen.

Chakren? Davon hatte ich bis dato in meiner medizinischen Ausbildung noch nie gehört. Vor allem wollte ich genauer wissen, wie die Behandlung durchzuführen sei. „Du kannst ganz einfach die Hände über den Körper halten und die Chakren spüren. Folge dann den Mustern." Wie so häufig war das der Anfang und das Ende aller Erklärungen von Arthur Pauls. Völlig überfordert, frustriert und dementsprechend skeptisch hatte ich keine Ahnung, was da zu spüren sein sollte, geschweige denn wie ich den angeblich spürbaren energetischen Mustern denn folgen könnte.

Trotz aller Frustration - ein kleiner, aber dauerhafter Stachel der Neugier blieb haften. Etwa ein Jahr später fiel mir Brugh Joy's „Weg der Erfüllung" in die Hände. Der Titel klang zwar reichlich esoterisch, den Inhalt fand ich jedoch spannend. Joy schrieb unter anderem über die Lehre von den Chakren. Indische Weisheitslehrer waren damals sehr in Mode. Die Beatles und viele andere Berühmtheiten waren bei allen möglichen Gurus in Indien gewesen oder hatten ihren persönlichen Guru (Lehrer) im Westen entdeckt. Joys kurze Darstellung der Chakren stellte sich im Nachhinein als korrekte und für die Praxis wertvolle Zusammenstellung heraus. Faszinierend und fremd zugleich schien mir das Thema, dabei aber „merk"-würdig, bemerkenswert im Sinne des Wortes. Wie ich einen praktischen Nutzen aus all diesen Erkenntnissen und Überlegungen ziehen sollte, das wurde durch die Lektüre jedoch nicht klar. Wo blieb die praktische Anwendung für die Patienten?

Eine Begegnung führte mich weiter. Kathy Kain, eine amerikanische Ortho-Bionomy Lehrerin, hatte intensiv die Schock- und Trauma-Therapie von Peter Levine studiert. Sie zeigte uns, wie sie die Chakren nutzte, um Erkenntnisse über die verschiedenen Traumaqualitäten und über weitere Ursachen post-traumatischer Reaktionen zu gewinnen.

Meine Wahrnehmung hatte ich mittlerweile dank meiner Ortho-Bionomy Ausbildung geschult und weiter entwickelt. So konnte ich Kathys differenzierte Unterweisungen und Anregungen recht gut nachvollziehen. Als Allgemeinarzt hatte ich zudem in den letzten Jahren erlebt, welch große

Rolle psycho-somatische Faktoren in der Krankheitsgenese spielen. Meine berufliche Neugier war wieder entflammt.

Die Jahre vergingen. Ich hatte viel Gelegenheit, Erfahrungen zu sammeln mit der Wirkung und Effektivität der Chakren in Diagnostik und Behandlung psychischer Belastungen. Dank einer Patientin erlebte ich schließlich die eindeutige Wirkung der Chakren auf der körperlichen Ebene. Endlich war für mich konkret greifbar: Chakren wirken tatsächlich auf allen Ebenen der menschlichen Existenz, der körperlichen, der psychosomatisch-emotionalen, der sozialen und der energetischen Ebene.

Was war geschehen? Eine junge Physiotherapeutin kam mit einem akuten Bandscheibenvorfall in meine Behandlung. Sie konnte kaum gehen vor Schmerzen und sie hatte keine Kraft mehr in den Fußstreckern des rechten Beines. Schmerzen, Teillähmung und der Nachweis im CT ergaben die klare Diagnose eines schweren Bandscheibenvorfalls. Nach einer erfolglosen Behandlung mit Injektionen geriet ich eher zufällig in Kontakt mit dem Energiefeld der Patientin. Bei der Untersuchung des Beckenrings war die Stimmung über ihrem Unterbauch so auffällig verändert, dass ich unwillkürlich mit der Hand dort verweilte.

Das Unterleibchakra zwischen Nabel und Schambein besitzt einen starken Bezug zu Beziehungsthemen. Deshalb fragte ich meine Patientin, ob sie einen Schock auf der Beziehungsebene erlitten habe. Sie bejahte und erzählte, dass ihr Freund sich nach einer siebenjährigen Beziehung per

Video von ihr „verabschiedet habe". Gerne willigte sie in eine Chakrabehandlung ein. Zur gegenseitigen Freude war sie nach Behandlung des Unterleibchakra fast augenblicklich schmerzfrei.

Nach diesem Erlebnis war endgültig klar: Viele körperliche Veränderungen, funktionelle Störungen und psychische Belastungen spiegeln sich nicht nur in den Chakren. Manchmal liegen ihre Hauptursachen sogar in den Wechselwirkungen von Körper und Chakren.

So befriedigend erfolgreiche Behandlungen für den Therapeuten und den Patienten auch sein mögen, eines war bald klar: Es genügt nicht, sich gelegentlich die Chakren behandeln zu lassen. Eigenaktivität ist angesagt. Die meisten Menschen brauchen die Chakraarbeit häufiger, als es die Behandlungen alleine durch einen Therapeuten gewährleisten können.

Damit stellte sich die Herausforderung, gangbare Wege zu finden, wie man sich selbst und andere Menschen anleiten kann, mit den eigenen Chakren zu arbeiten. Wie sollte jemand ohne besondere Ausbildung lernen, die Chakra-Energien des eigenen Körpers differenziert zu spüren? Wie könnte eine Chakra-Selbstbehandlung aussehen, die einfach wahrnehmbar, verständlich und für jeden nachvollziehbar ist? Meine größten Fortschritte und Aha-Erlebnisse verdanke ich den Begegnungen mit unseren Kursteilnehmern und den Patienten. Sie werden einige der Erfahrungen und Erlebnisse, die ich mit diesen Menschen teilen durfte, noch in den nächsten Kapiteln kennen lernen.

Energetisches Handeln – Definitionen und Grenzen

Physikalische Definition: Energie

In der Physik wird Energie als jede beliebige Kraft definiert (Brockhaus), die in der Lage ist, eine Veränderung zu bewirken. Diese zugleich einfache und umfassende Definition eröffnet einen großen Gedankenhorizont.

Vertraute Energien des Alltags

Uns sind viele Energieformen vertraut, die wir mehr oder weniger gut mit den Sinnen oder dem Verstand erfassen können. Wir nutzen sie täglich in Alltag und Freizeit, im Berufsleben und auch diagnostisch und therapeutisch. So gilt die spürbar übermäßige Wärme lokal an einer Körperstelle in der Medizin als eines der drei klassischen Zeichen für die Definition einer Entzündung: Wärme, Rötung und Schmerz. Bei Muskelarbeit, bei der uns warm wird, handelt es sich um mechanische und biochemische Energieentfaltung. Viel weniger anschaulich sind die unüberschaubar vielseitigen Formen der elektro-magnetischen Energie in unserem Umfeld. In der Medizin nutzen wir sie in der Therapie und diagnostisch im EKG, EMG, EEG und im MRT. Dass Materie in Energie umgewandelt wird, hat jeder erlebt, der schon einmal eine Kerze angezündet hat. Es entstehen Licht und Wärme. Der umgekehrte Vorgang, dass aus Energie Materie werden soll, ist für uns Laien kaum verständlich. Wir akzeptieren das aber als geprüfte naturwissenschaftliche Tatsache.

„Materie ist nicht aus Materie zusammengesetzt!"

Computer, Handys, Navigationssysteme und andere technische Geräte wären nicht denkbar, wenn nicht Physiker so viel über die Zusammenhänge von Materie und Energie geforscht hätten. Nur wenige Menschen begreifen ihre Funktion oder könnten sie bauen. Weil die Geräte zuverlässig sind, wir sie in der Hand halten können und sie funktionieren, akzeptieren wir ihre Existenz und Funktion als offensichtliche Tatsache.

Am Grund des Nachdenkens über Materie und Energie begegnen sich Physik und Philosophie, nähern sich Gedanken und Erkenntnisse einander an, zwischen deren Entstehung Jahrhunderte liegen. Platon schrieb in seinem Höhlengleichnis, dass die Welt die wir wahrnehmen, nur ein Schatten der eigentlichen Wirklichkeit - der Idee - sei. Wir halten unsere Wahrnehmung für die Wirklichkeit wie Menschen, die in einer Höhle vor dem Feuer stehen und die Schattenbilder ihrer Körper (das Einzige was sie sehen können) an der Wand für die Realität halten. Ähnlich äußern sich heute Quantenphysiker und Mathematiker. „Materie ist nicht aus Materie zusammengesetzt! .... Das Primäre ist Beziehung, der Stoff das Sekundäre..... Am Grunde bleibt nur etwas, was mehr dem Geistigen ähnelt – ganzheitlich, offen, lebendig, Potenzialität." schreibt Hans-Peter Dürr, Direktor des Heisenberg Instituts und Träger des alternativen Nobelpreises in seinem Buch „Geist, Kosmos und Physik". B. Heim merkte an, dass quantenphysikalische Prozesse nur unter der Annahme eines >intentionalen Raumes< berechenbar seien. Der Geist, die Idee –als sehr weit gefasster Begriff – wäre demnach der letztendliche Ursprung der Materie!

Quantenphysiker wie Dürr und Laughlin bemühen sich, ihre Erkenntnisse allgemeinverständlich vorzustellen. Sie betonen, dass die Quantenphysik viele >Wirklichkeiten< des Alltags nicht beschreiben und nicht erklären kann. Eine wissenschaftstheoretische Grundaussage zur Forschung lautet, dass Forschungsmethoden „... die beweisbares Wissen möglich machen, gleichzeitig auch die prinzipiellen Grenzen dieses Wissens definieren, und zwar im Sinne einer >border< nicht nur einer >frontier<. Die (Natur-) Wissenschaft basiert auf fragmentiertem Denken." (Dürr).

Fragmentiertes Denken stellt notwendigerweise das Gegenteil jeden Ansatzes dar, der versucht, Menschen ganz zu erfassen. Der Psychiater und Psychotherapeut Irvin Yalom bemerkt ganz lapidar, dass ein Untersuchungsgegenstand in der Psychologie empirisch statistisch umso leichter zu fassen ist, je trivialer er ist. Bei menschlichen Eigenschaften wie Tatkraft, Empathie, Engagement scheiterten die Bemühungen der statistischen Erfassung vollends, obwohl wir diese Qualitäten und ihre Wirkung ohne weiteres wahrnehmen können. Die gleiche Aussage finden wir bei Hans-Peter Dürr vom Standpunkt der Physik aus formuliert. Darum brauchen wir nach Dürr „zwei Arten des Wissens, das >begreifbare Wissen< und die >Gewissheit um den inneren Zusammenhang<, die >Außenansicht< mit der Trennung von Beobachter und dem Beobachteten (Naturwissen-schaft), und die >Innenansicht<, die dem Wesen nach immer holistisch ist, wo der Wahrnehmende auch gleichzeitig das wahrgenommene ungetrennte Eine sind (Intuition). Erfahrung meint beides: Außensicht und Innensicht." An anderer Stelle meint Dürr: „Das

Ganze ist mehr als die Summe der Teile. Deshalb erfordert ein tieferes Verständnis, dass wir mit dem Ganzen beginnen. Ein Zugang zum Ganzen scheint sich uns zunächst nur durch unsere Innensicht, durch meditative Versenkung und durch einen intensiven Dialog mit anderen .... zu eröffnen."

Angesichts dieser Informationen stellt es eine Herausforderung dar, die Zusammenhänge zu verstehen, die Orientierung nicht zu verlieren. Für jeden, der sich intensiv theoretisch mit den physikalischen und philosophischen Grundlagen der Chakraarbeit auseinandersetzt, lohnt sich der Blick auf die Forschung der Neurophysiologen und Gehirnforscher, die heute forschungsgestützt die Meinung vertreten, dass wir unsere Wirklichkeitswahrnehmung zu großen Teilen konstruieren. In der Neuropsychoimmunologie öffnet sich eine ganze Welt der Vernetzungen und Interaktionen, der wir auch in der Chakraarbeit wiederbegegnen. Jeder erlebt eine andere, seine eigene Welt. Alles ist mit allem vernetzt. Es gibt immer zugleich die Teile und das Ganze vereint in einer Wirklichkeit der Nicht-Dualität (Sanskrit: Advaita). So gesehen stellt es schier ein Wunder dar, dass wir trotz aller Unschärfe unserer Wahrnehmungen und Wirklichkeitssicht mit Hilfe sehr ungenauer Begriffe mehr oder weniger erfolgreich miteinander kommunizieren können. Mit Blick auf die Quantenphysik liegt der Grund für dieses wunderbare Vermögen vielleicht gerade darin dass Materie nicht aus Materie zusammengesetzt ist, dass das Ganze mehr und etwas anderes ist als die Summe seiner Teilchen und dass nichts wirklich voneinander getrennt ist.

Energetische Interaktionen im Alltag

So faszinierend alle diese Überlegungen sein mögen: In diesem Buch soll es weniger um interessante Theorien gehen, sondern vor allem um die Praxis. Wie gesagt waren es unter anderem die Publikationen anerkannter Atomphysiker, die es mir ermöglichten, die Arbeit mit den Chakren widerspruchsfrei in mein wissenschaftlich geprägtes Weltbild zu integrieren. Mit der Absolution durch Robert Laughlin und Hans-Peter Dürr kann ich mich den physikalisch nicht messbaren Formen der Energie zuwenden, die für unsere Arbeit jenseits der strukturellen Techniken der Phase 4 der Ortho-Bionomy® von so großem Interesse sind. Diese Energien kennen wir – ohne uns dessen bewusst zu sein - aus dem täglichen Leben. Sie sind für uns konkret spürbar und erfüllen gleichzeitig die Bedingung der Eingangsdefinition. Sie sind als Energien Kräfte, die in der Lage sind, eine Veränderung zu bewirken. Unser Prüfkriterium wird also lauten: „Verändert meine Arbeit mit dieser Energie etwas?"

JA, andere und sich selbst >energetisch< zu behandeln – diese Vorstellung passt zu einem modernen, rationalen und kritischen Menschen. Unsere Kritikfähigkeit, unsere Vernunft und unser gesunder Menschenverstand bewahren uns vor abgehobenen, realitätsfernen Hirngespinsten und vor überzogenen Erwartungen. Offenheit und Neugier helfen uns, Neues zu entdecken und Kräfte in uns nutzbar zu machen, von deren Existenz wir vorher nichts gewusst haben müssen oder von denen wir nur wenig ahnten.

Mit Freude erfuhr aus den aktuellen populärwissenschaftlichen Werken, dass Vieles von dem, was Arthur Pauls aus unterschiedlichsten Traditionen entnommen und intuitiv ergänzt hatte, eine praktische Anwendung von Prinzipien ermöglichte, die die Elementarphysiker in ihrem Wissenschaftsbereich entdeckt und bestätigt hatten.

Wenn es um die praktische Nutzanwendung der Chakren im Alltag geht, ist mir keine naturwissenschaftliche Forschung bekannt, die uns erkenntnistheoretisch weiterhilft. Die Phänomene sind so variabel, dass man sie statistisch mit vertretbarem Aufwand wohl kaum erfassen kann. Einer Tatsache müssen wir ins Auge sehen: Energetische Behandlungen, sei es über Meridiane, die Aura, die Chakren oder auf anderem Wege lassen sich bisher gar nicht oder nur höchst ungenügend physikalisch oder physiologisch messen. Allen Geräten, die hier angeblich objektive Messungen vornehmen, misstraue ich aus reichlicher Erfahrung. Unsere Erklärungsversuche basieren auf Theorien, die aus der Praxis geboren sind und uns helfen, das praktische Vorgehen zu ordnen.

Unser kritisches Nachdenken muss zugleich mit der rechten Offenheit gepaart sein, wenn wir weiterkommen wollen. Nicht messbar zu sein, bedeutet nicht, dass etwas nicht existent sein kann. Zur Klärung physikalischer Theorien werden Milliarden in Versuchsanlagen unter den Alpen und anderenorts vergraben, um Schwerkraftwellen oder hypothetische subatomare Teilchen zu finden, die noch niemand bisher nachweisen konnte. Keine Sorge, so teuer werden Ihre Energie-

Experimente nicht werden und um die konkreten Ergebnisse der eigenen „Forschung" zu spüren und wahrzunehmen, werden Sie keine großen Statistikprogramme benötigen.

Wenn uns die Physik nicht weiterhilft, wo dann können wir etwas über energetische Phänomene erfahren? Die Antwort lautet: In unserem Alltag. Energetisches Handeln ist nicht esoterisch, ist keine Geheimlehre. Wir gehen jeden Tag - sicherlich individuell unterschiedlich intensiv - mit energetischen Kräften wie unserer Aura und den Chakren um. Ohne zu zögern spüren wir und reagieren wir auf energetische Phänomene und Zustände des Alltags. Wir sprechen auch ganz selbstverständlich darüber: „Karl ist ganz schön ausgebrannt!" „Zwischen den beiden hat es gefunkt." „Die sind sicher nicht auf einer Wellenlänge." „Franziska war heute ja ziemlich geladen." „Einer sprüht vor Energie, bei anderen kann ich auftanken. Er zieht mich runter und sie ist so ansteckend fröhlich........"

Die Liste der Beschreibungen energetischer Zustände und Interaktionen könnten wir noch lange fortsetzen. An dieser Stelle meldet die Stimme der kritischen Vernunft sofort ihre Zweifel an. „Bei dem, was Sie hier als energetisch bezeichnen, handelt es sich doch um psychologische Phänomene!" Sicher kann man das Erleben und Erfahrungen, die sich in den zitierten Sätzen widerspiegeln, psychologisch betrachten und interpretieren. Doch wie kommt es eigentlich zu der psychologischen Wirkung? Genau dieser Einwand bringt uns weiter in unserem Bemühen um ein besseres Verständnis der energetischen Wechselwirkungen zwischen den Menschen und im Einzelnen selbst.

Was macht die psychologische Wechselwirkung im Alltag aus? Wie wir selbst eine Situation erleben und einschätzen, hängt sicher stark von unseren persönlichen Vorerfahrungen und Prägungen ab. Warum wir aber in einem so weiten Spektrum alleine oder auch in Gruppen immer wieder ähnlich auf manche Menschen und Situationen reagieren, das erklärt sich nicht ausreichend nur aus eigenen Lebenserfahrungen. Hier kommen die energetischen Wechselwirkungen ins Spiel, wie unbekannt ihr Wirkmechanismus immer auch sein mag.

Viele körperliche Reaktionen sind mit bestimmten Gefühlen gekoppelt und wir interpretieren sie dann auch in diesem Sinne. Wir gehen in der Ortho-Bionomy davon aus, dass es keine Gefühlswahrnehmung geben kann ohne eine sie begleitende Körperwahrnehmung. Begeisterung fühlt sich anders an als Langeweile, Angst unterscheidet sich von Wut. Freude lässt sich auf der Ebene der körperlichen Selbst-Wahrnehmung nicht vergleichen mit dem Fühlen von Scham. Gefühle sind immer gebunden an das, was wir körperlich erleben, an unser Selbsterleben.

Bei der Wut werden als körperliche Reaktion spezifische Hormone ausgeschüttet. Muskeln spannen sich an, Blutdruck und Pulsschlag ändern sich und anderes mehr. Die körperliche Reaktion ist untrennbar verknüpft mit der auslösenden Information, einer Stimmung, der Interaktion der Beteiligten. Wut wird instinktiv vom Gegenüber mit Wut, Ärger oder Angst etc. beantwortet. Die unwillkürliche körperliche Spannung, Veränderungen der Atmung, biochemische Reaktionen auf Botenstoffe (Pheromone), all das mag zu den „psychologisch ausgelösten" Reaktionen beitragen, erklärt sie aber nicht alleine. Die nicht sichtbare, nicht messbare Energie eines Menschen, seine aktuelle Ausstrahlung trägt zur beschriebenen Interaktion bei. Wahrscheinlich ist sie sogar ihr stärkster Motor.

Stellen Sie sich kurz vor, dass Sie am Mittag in einer Großstadt in der überfüllten S-Bahn sitzen und ein Fremder Sie fragt, ob der Platz neben Ihnen frei sei. Ihre Stimmung, Ihre emotionalen wie auch körperlichen Reaktionen werden ganz anders sein, wenn derselbe Unbekannte tief in der Nacht in einem leeren Abteil auf Sie zukommt. Es geht nicht nur um sozial unangemessenes Verhalten, sondern Sie spüren die Distanzlosigkeit und andere Schwingungen.

Ganz anders ist die mehr oder weniger amüsante Erfahrung vieler Eltern. Wenn sie abends endlich mal wieder weg wollen, erleben sie nur allzu oft, dass sie ihre Kinder kaum zum Schlafen bringen. Kaum aber möchten sie einen gemütlichen Abend verbringen - durchaus mit den Kindern - so haben diese kein Problem mit dem Einschlafen. Beide Beispiele zeigen die Alltagspraxis der energetischen Kommunikation.

Wir sprechen ganz selbstverständlich von Menschen, die voller Energie und Elan sind, die ausgebrannt wirken, deren Energie ansteckend wirkt. Diese Energiezustände sind spürbar und sie sind wirksam im Sinne von wirkmächtig, eine Veränderung herbeizuführen. Sie erfüllen damit wieder vollständig die physikalische Definition des Begriffes Energie: Energie ist jede Kraft, die in der Lage ist, eine Änderung zu bewirken.

Wir spüren in unserer eigenen Energie deutlich, wenn Spannungen und Brüche zwischen äußerem Handeln und innerem Erleben unseres Gegenübers auftreten. Je näher sich Menschen stehen, desto mehr spüren sie ohne Worte die Stimmung = die emotionale Energie des anderen. Ganz besonders ausgeprägt ist dies zwischen nahen Verwandten, bei einem Liebespaar oder aber auch bei der Arbeit eines Lehrers, Regisseurs oder Dirigenten etc......

Unter dem Stichwort Energie werden therapeutisch sehr unterschiedliche Erscheinungen und Kräfte zusammengefasst. Neben quantitativen Faktoren sind in der Ortho-Bionomy die qualitativen Aspekte besonders bedeutsam. Nehmen wir das Beispiel Wärme: ein vom Toben erhitztes Kind strahlt eine gesunde Wärme ab, ganz anders als die kranke Hitze eines fiebernden Kindes, dem es sehr schlecht geht.

Traditionelle Chakra-Definitionen

In der Brockhaus Enzyklopädie finden wir nur eine kurze Angabe: „Chakra (Sanskrit „Rad", „Kreis", „Zentrum"), in der indischen Tradition ein Kreis als Symbol mit verschiedenen Bedeutungen: In Darstellungen >großer Männer< wie denen eines Buddha oder Jaina erscheint ein Chakra an den Händen oder Füßen. Der Gott Vishnu wird dargestellt mit einem Tschakra (einer scheibenförmigen Wurfwaffe aus Stahl) in der Hand. Im tantrischen Yoga sind die Chakren die Kraftzentren im Menschen (sieben Hauptchakren, die entlang der Wirbelsäule in aufsteigender Reihenfolge als lotusförmige Gebilde gedacht werden)."

Bei Wikipedia finden wir eine ausführlichere Definition:
„Mit Chakra (Sanskrit, m., cakra, [tʃʌkrʌ], wörtlich: ‚Rad', ‚Diskus', ‚Kreis'), Plural Chakren, werden im tantrischen Hinduismus .... im Yoga sowie in einigen esoterischen Lehren die subtilen Energiezentren zwischen dem physischen Körper und dem feinstofflichen Körper (vgl. Astralleib) des Menschen bezeichnet. Diese werden durch Energiekanäle verbunden. Sieben .... angenommene Hauptenergiezentren des Menschen, werden entlang der Wirbelsäule bzw. in der senkrechten Mittelachse des Körpers lokalisiert. Sie werden durch den angenommenen mittleren Energiekanal verbunden, ... durch den auch die Kundalini-Kraft aufsteigt. Diese Kundalini, die zugrunde gelegte potentielle Kraft jedes Menschen, ruht vor diesem Prozess "wie eine Schlange zusammengerollt" im untersten Zentrum, dem Muladhara-Chakra. Verschiedene Lehren und Schulen

variieren ... bezüglich Details wie Anzahl und genauer Lokalisation der Chakren ....

Die Hauptchakren

Den sieben Hauptchakren ordnet man eine Anzahl von Blättern sowie, in modernen Schulen, bestimmte Farben zu, die aber in den Lehren variieren. Mit jedem Zentrum ist eine Gottheit verbunden, auch diese sind unterschiedlich angegeben.

Als Hauptchakren gelten, von unten beginnend: Das Wurzelchakra ,das Sakral- oder Sexualchakra, das Nabel- oder Solarplexuschakra, das Herzchakra, das Hals- oder Kehlchakra, das Stirnchakra und schließlich auf dem Kopf das Kronen- oder Scheitelchakra.

Physischer und psychischer Einfluss

Der Zustand der Chakren soll auf die zugehörigen Organe ebenso wie auf Emotionen, Psyche und Charakter wirken. Störungen und Blockaden können sich daher sowohl auf der physischen als auch auf psychischer Ebene zeigen. Verschiedene Yogasysteme bieten die Möglichkeiten, Chakren zu harmonisieren und Blockaden aufzulösen. Das postulierte Ziel des Yoga ist die Heilung von Körper, Seele und Geist um so zu einer Ganzheit zurück zu finden und in der spirituellen Entwicklung voranzuschreiten. Sind alle sieben Hauptchakren einschließlich des Kronenchakras vollständig geöffnet und kann die Lebensenergie (Prana) ohne Blockaden und Störungen fließen, dann hat das Individuum nach hinduistischer sowie nach buddhistischer Lehre Erleuchtung erlangt."

Das Problem fremder Tradition

Diese Angaben sind sicher sehr interessant, aber nützen uns diese Informationen? Indien und seine geistig-philosophischen Welten liegen ideengeschichtlich doch sehr weit entfernt von unseren europäischen Traditionen und Denkweisen. Einige Parallelen gibt es allerdings, wenn wir genau hinsehen. Leider handelt es sich dabei um eine verbreitete Tendenz, die unserer wirklichen Entfaltung im Wege zu stehen droht. Westliche wie östliche religiöse oder spirituelle Bewegungen sahen als Ziel ihrer Bemühungen das Erfahren der Wirklichkeit Gottes, eines schöpferischen Geistes im Universum oder die Erleuchtung, die es uns möglich macht, im Nirwana aufzugehen, dem „nahtlosen Gewand des Universums". Meist werden dabei in der Lebenspraxis - nicht in der Theorie - dieser Bewegungen die geistige Übung, Kontemplation und mehr oder weniger stark das Abstreifen der körperlichen Bedürfnisse betont. Das einseitige Überwiegen der Themen der unteren Chakren – materielle und soziale Sicherheit, befriedigende (auch sexuell) soziale Kontakte und das Wertschätzen der eigenen Bedürfnisse – kann natürlich der moralischen, geistigen und spirituellen Entfaltung irgendwann im Wege stehen. Das einseitige Betonen der geistigen Ebenen unserer Existenz, wie wir es in vielen westlichen kirchlichen Traditionen finden, sollte wahrscheinlich dieses Ungleichgewicht ausgleichen, führte aber zu einem neuen Ungleichgewicht. Ohne eine positive Integration der genannten Grundbedürfnisse und Themen in unser tägliches Leben wird es uns schwer fallen, gesund, glücklich und erfüllt zu sein.

Aktuelle Chakra-Definition

Die neue Definition der Chakren ist aus praktischer Erfahrung entstanden. Sie kommt ohne philosophische oder religiöse Bezüge aus, widerspricht diesen Erkenntnisebenen aber nicht. Wie es zu dieser Definition kam, davon werde ich später berichten. Es geht um die Selbstheilungskräfte, darum, sie in ihrer Gesamthaftigkeit zu erspüren und sie zu nutzen.

Aus moderner Sicht können wir die Chakren als ein Organisationsprinzip unseres Körpers verstehen. Überall wo unsere Selbstorganisation gefordert ist, wirkt das Chakra-Prinzip – von der der Matrix des Zwischenzellraumes über die Zellen, Organe bis hin zu den übergeordneten Chakren der Körperachse. Deshalb widespricht die Tradition der sieben zentralen Chakren nicht den Quellen, die von mehr als 60.000 Chakren sprechen. Diese Zahl steht für eine unendliche Zahl an Chakren. Je komplexer und herausfordernder die Anforderungen an die Selbst-organisation in einer Körperregion werden, umso deutlicher tritt die Chakra-Energie zu Tage. Gelenke sind in der Regel deutlicher als Chakra wahrzunehmen als die Gewebe dazwischen. Falls sich jemand den Arm gebrochen hat, so wird in der Heilungsphase die Chakra-Energie an der Bruchstelle vielleicht deutlicher wahrnehmbar sein als an den benachbarten Gelenken.

Körperliche Verletzungen wie funktionelle Überforderung, emotionaler und sozialer Stress aktivieren die Chakra-Energie. Sie bündelt unsere Selbstheilungskräfte, hilft alle Faktoren aufeinander abzustimmen und auf die Situation angemessen zu reagieren. Die Chakra-Energie hilft, uns besser mit Belastungen umzugehen und ihre Folgen zu integrieren.

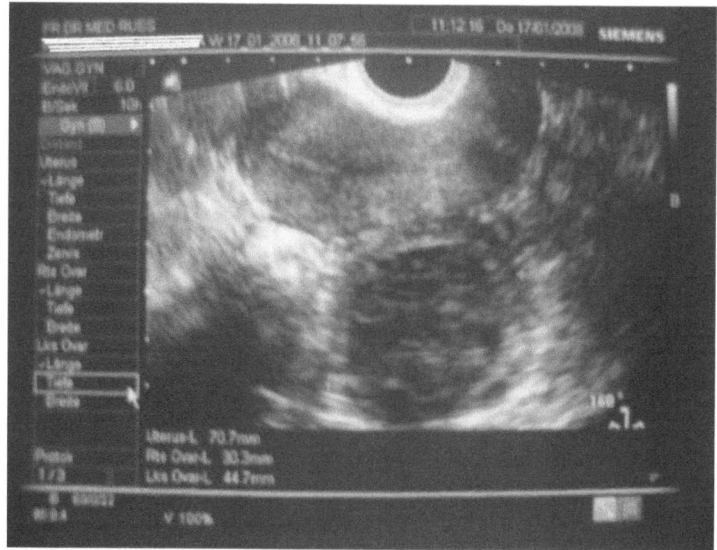

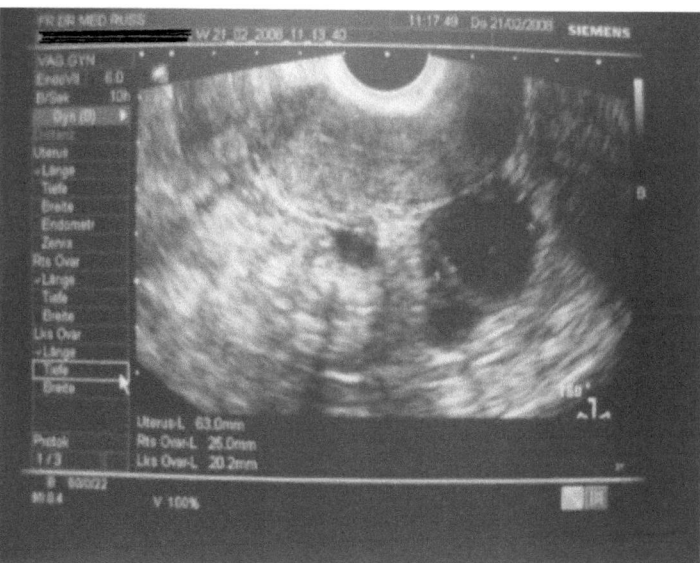

Abb. schrumpfende Eierstockszysten vor und nach einer Chakrabehandlung

Die Ultraschallbilder zeigen in Bildmitte und rechts eine seit Monaten bestehende große Eierstockszyste. Nach einer einzigen Chakrabehandlung schrumpften beide Zysten innerhalb weniger Tagen. Selten gelingt es uns in der Praxis, die positive köperliche Wirkung der Chakrabehandlung so eindrucksvoll zu objetkivieren.

Die wichtigsten beschreibenden Aussagen zu den Chakren lassen sich in 6 Punkten zusammenfassen:

1. Ein Chakra ist eine räumlich definierte und räumlich gebundene lokal wirkende energetische Organisationsstruktur, die die mit ihr verbundenen körperlichen Strukturen und deren Funktionen aufeinander abstimmt. Dabei werden alle auf diesen Ort einwirkenden emotionalen und sozialen Interaktionen integriert. Die Wirkung erstreckt sich auf die körperliche Organisation, beeinflusst die Selbstwahrnehmung, die Verarbeitung von Eindrücken und Anforderungen von außen und innen. Das Chakra dient der Selbstverwirklichung auf allen Ebenen im Sinne des „Evolvement of the Original Concept", der Entfaltung der uns innewohnenden ursprünglichen Anlagen.

2. Prinzipiell steht diese Energiestruktur dem Menschen überall dort zur Verfügung, wo wir hohen Organisationsanforderungen unterliegen. Knie- oder Ellbogengelenke werden eine deutlichere Präsenz dieser Energieform realisieren als die benachbarten Röhrenknochen, deren Organisationsbedarf im Alltag geringer ist (s.o.). Chakren wirken auf

makroskopischer wie auf mikroskopischer Ebene. Eine undifferenzierte Zelle mit Zellkern und dem sie umgebenden Zellleib ist eine gute Bild-Analogie zur räumlichen Struktur eines Chakra.

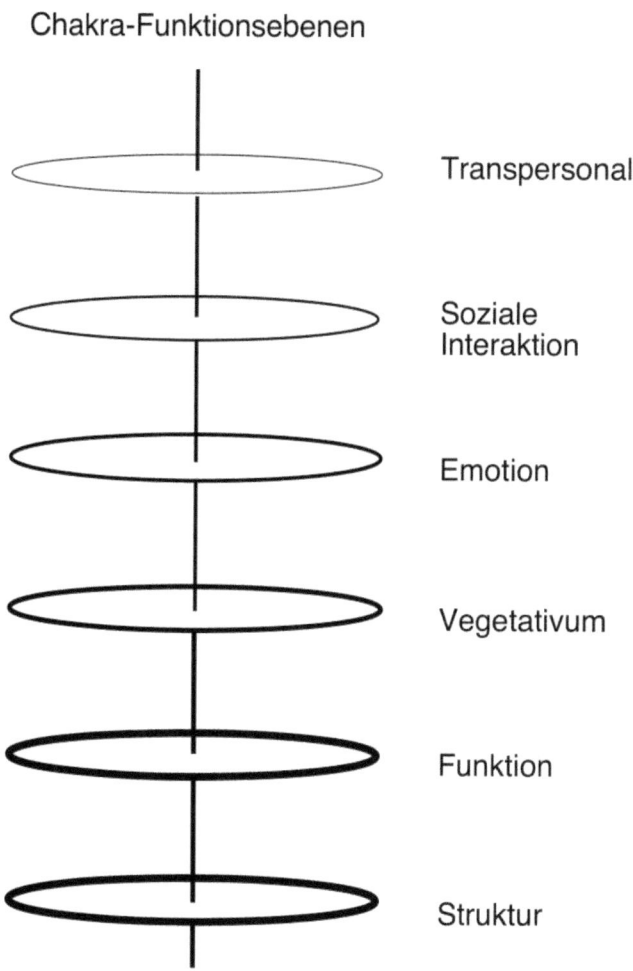

Abb. Funktionsebenen der Chakren

3. Das Sanskritwort Chakra bedeutet Rad und drückt damit ein wesentliches Merkmal der Chakra-Energie aus – seine in Kreisbahnen verlaufende Bewegung. Chakren haben ein Zentrum – ihre „Wurzel" und breiten sich als räumliche Struktur aus. Die einfachste Form ist ein Kugelfeld. Die radförmige Bewegung, die wir wahrnehmen, ist eine zweidimensionale Reduktion der räumlichen Bewegung analog zur Darstellung der Wellenkurve einer elektromagnetischen Schwingung.

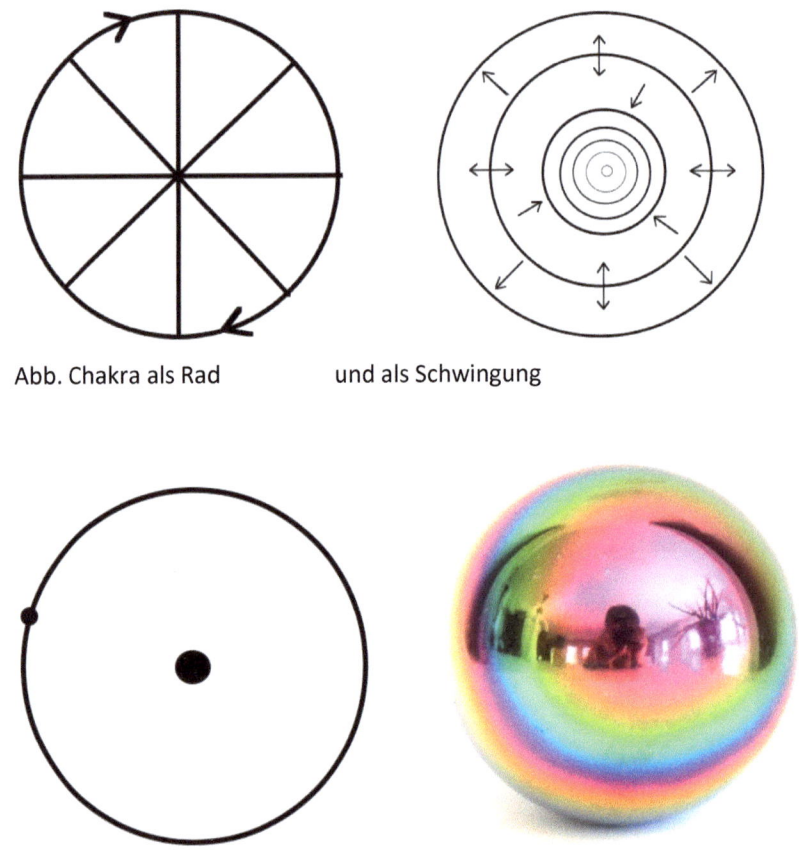

Abb. Chakra als Rad   und als Schwingung

Abb. Chakra 2-dimensional abstrahiert wie ein Atom und als Kugelraum

4. Wir können die Chakren als energetische Zentren bezeichnen, in denen sich die Körperenergie besonders verdichtet, konzentriert. Diese besitzen jede für sich eine spezifische Qualität. Sie unterstützen die lokale und übergeordnete Funktionsregulation des Körpers. Die Energiezentren können unterschiedlich stark geladen bzw. aktiviert sein, verbunden mit der Wahrnehmung relativer Fülle oder Leere. Chakren treten mit der Umgebung in Interaktion, können sozusagen „empfangen und senden". Wir spüren das zum Beispiel an der Präsenz oder Nicht-Präsenz einer Person.

5. In den sieben Hauptchakren der Mittellinie des Körpers realisieren sich in besonderem Maße bestimmte Entwicklungs- beziehungsweise Bewusstseinsebenen. Sie können als übergeordnete Steuerorgane für die nachgeschalteten Chakren außerhalb der Körperachse betrachtet werden. Diese Hauptchakren stehen durch einen Energiefluss, der vom Steißbein zum Scheitel durch die Wurzeln der Chakren zieht, untereinander in Wechselbeziehung.

6. Die Chakra-Energie ist stark an die jeweilige organische Struktur gebunden. Sie wandert nicht. Ihre einfachste und ökonomischte Gestalt ist die Kugelform, die wir häufig an den Extremitätengelenken finden. Chakren ändern sich in ihrer Form abhängig von Inanspruchnahme und Lokalisation. Die Haupt-Chakren öffnen sich, beziehungsweise dehnen sich oft kräftig nach vorne weil wir im Beruf und im Privatleben überwiegend mit nach vorne gerichteten Sinnesorganen und nach vorne gerichteter

Aufmerksamkeit leben. Das Feld des in Anspruch genommenen Chakra wölbt sich deshalb nach vorne hin. Es wurzelt im Rückenmarkskanal der Wirbelsäule und zeigt ein meist schwächeres Gegenbild an der Rückseite des Körpers – wie einen Schatten der nach vorne gerichteten „Blüte".

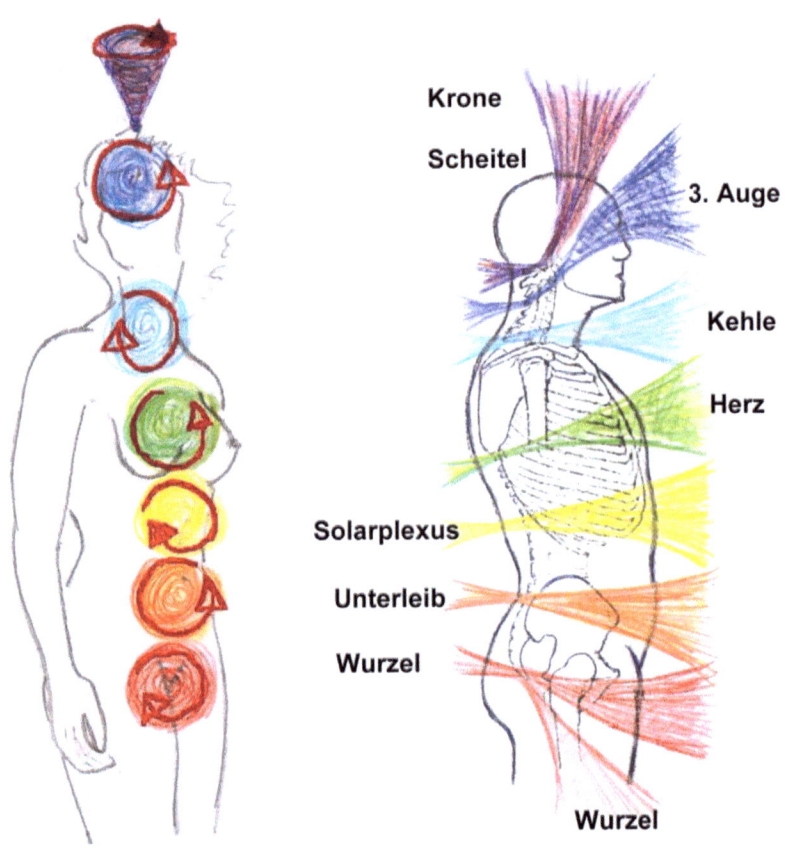

Abb. Die Haupt-Chakren und ihre Rotationsbewegung - Chakren dorsal u. ventral

Allgemeine Eigenschaften und Merkmale der Chakren

Wir haben die sieben Hauptchakren in der Körpermittelachse als übergeordnete Steuerorgane für alle Chakren kennen gelernt. Sie wurzeln im Rückenmark der Wirbelsäule, durchdringen, sich nach vorne öffnend, den Körper und münden dann wie eine Blüte, ein Kugelsegment oder ein Trichter vor dem Körper. Ihre Ausprägung über unserem Rücken unterscheidet sich meist deutlich vom Erscheinungsbild an der Körpervorderseite. Sie sind am Rücken mehrheitlich schwächer, kleiner, zarter, weniger deutlich wahrnehmbar. Das mag daran liegen, dass wir unsere Achtsamkeit seltener nach hinten richten, dorthin weniger Energie aufwenden. Die Prüfung der Kugelform und besonders der Kreisbewegung erleichtert die Zuordnung, ob es sich um ein dorsales Chakra handelt, weil sich die Drehrichtung vorne und hinten in der Regel gegenläufig darstellt.

Im tantrischen Yoga wird gelehrt, dass die Chakren gespeist werden von einer gemeinsamen Lebensenergie, die dort als Kundalini-Energie bezeichnet wird. Als Doppelschwingung steigt sie vom Steißbein aus nach oben zum Scheitel. Die Existenz dieser Energie können wir aus der Praxis bestätigen. Die bildhafte Darstellung, die der Doppelhelix der DNA ähnelt, erinnert unter anderem an das Wechselspiel des vegetativen Nervensystems, von Sympathikus und Parasympathikus. Für die Therapie ist es wichtig, dass es eine Verbindung gibt, über die die Chakren sich gegenseitig unterstützen und nähren.

In der Entfernung etwa einer Handbreite bis zu einer Handspanne – dem Abstand von gespreiztem Kleinfinger und Daumen - vom Körper sind die Chakren und ihre Interaktionen am besten wahrzunehmen. Weiter entfernt vom Körper überblenden sich die Chakra-Felder mit anderen Ausdrucksformen der menschlichen Energie wie den Schichten der Aura.

In den sieben Hauptchakren organisieren sich Körper, Energie und Bewusstsein des Menschen in der Körpermittelachse. Es gibt viele weitere untergeordnete Chakren - überall dort, wo der Körper sich erhöhten Organisationsansprüchen ausgesetzt sieht. Darum finden wir bei allen Gelenken ein ordnendes Chakra. Die Hauptchakren unterstützen die Funktion der Nebenchakren und werden ihrerseits von diesen beeinflusst. Ihre Lage (siehe Abbildungen S. 36) ist genau definiert und wird weiter unten noch beschrieben.

Eine weitere Eigenschaft ist eine Rotationsbewegung der Chakra-Energie, das sich drehende Rad, das wir mit der Hand fühlen können wenn wir uns mit oder gegen die kreisende Energie bewegen. Immer sind beide Drehrichtungen vorhanden. Dadurch stabilisiert sich die Energie so wie wir es von einem Brumm-Kreisel kennen. Eine der beiden Richtungen dominiert jeweils eine gewisse Zeit. Richtungswechsel sind jederzeit möglich. Da das Chakra meist mehr nach vorne gerichtet ist, ist seine Bewegung an der Körpervorderseite entsprechend deutlicher wahrzunehmen. Ein Wechsel der Drehrichtungen von Chakra zu Chakra rechts – links – rechts... etc. kann vorkommen. Zwingend ist dieser Befund nicht.

Für die der sieben Haupt-Chakren in der Mittellinie hat sich eine Farbzuordnung etabliert, und in der Praxis bewährt, die den Farben des Regenbogens entspricht. Es beginnt mit dem Rot des Wurzel- und endet mit dem Ultraviolett des Kronen-Chakra. Diese Farben können wir praktisch nutzten für eine kurze Bestandsaufnahme des eigenen Befindens, für eine Chakra-Meditation und als Anregung für eine unterstützende Farbtherapie mit der Kleidung. Für die nachgeordneten Chakren sind mir keine besonderen Farbzuordnungen bekannt.

Bisher nutzen wir in der Praxis vor allem die Hauptchakren, die Gelenkchakren und die Chakren der Sphinkteren (Schließmuskeln an Funktions-übergängen) der inneren Organe. Die Einbeziehung der Chakra-Energie die an anderen Stellen als den in diesem Buch dargestellten Lokalisationen wahrnehmbar ist, bleibt jeder Leserin, jedem Leser selbstverständlich unbenommen.

Die 7 sieben Hauptchakren in Kurzdarstellung

In der Praxis haben sich folgende Zuordnungen der Chakren bewährt:

1. Wurzelchakra   Farbzuordnung rot

Lage: entspringt am Steißbein, öffnet sich vor dem Schoß zwischen den Beinen

Themen: Körperliche Vitalität, grundlegende Positivität (ohne speziellen Anlass), Sicherheit in der Welt, Lebensfreude, körperlichen Selbstwahrnehmung, Selbstwert, fundamentales Selbstvertrauen, Organe des Beckenbodens und des kleinen Beckens.

2. Unterbauch-/ Sexualchakra   Farbzuordnung orange

Lage: entspringt im Übergang vom Kreuzbein zur Lendenwirbelsäule, öffnet sich zwischen Schambein und Nabel

Themen: instinkthafte Beziehungen, bei der es u.a. um Rangordnung und Sozialverhalten geht, „die stimmige Chemie", Sexualität, Lendenwirbelsäule, Unterbauch

3. Solarplexuschakra   Farbzuordnung gelb

Lage: entspringt etwa Höhe des Übergangs von der Brust- zur Lendenwirbelsäule, öffnet sich zwischen Nabel und Brustbeinspitze

Themen: Wille, praktische Intelligenz, die zur Durchsetzung von Aktivitäten und Eigeninteressen dient, Durchsetzungsvermögen, Dick- und Dünndarm, auch die Oberbauchorgane, obere Lendenwirbelsäule

4. Herzchakra   Farbzuordnung grün

Lage: entspringt beim 6. – 8. Brustwirbel, öffnet sich über der Mitte des Brustbeins

Themen: soziales Lernen, emotionale / moralische Bewertungen (gut / böse etc.), Beziehung des Herzens, Herzensanliegen, Brustwirbelsäule, Thoraxorgane

5. Kehlkopf   Farbzuordnung hellblau

Lage: entspringt am Übergang von der Brust- zur Halswirbelsäule, öffnet sich über der Kehle

Themen: Begriffsbildung, begriffliches Denken und Kommunikationsmöglichkeiten, Übergang Brust- zur Halswirbelsäule, Schilddrüse, Kehle

6. Drittes Auge   Farbzuordnung indigo / dunkelblau

Lage: entspringt der mittleren Halswirbelsäule und öffnet sich am Haaransatz oder zwischen den Augenbrauen (hierzu gibt es unterschiedliche Angaben)

Themen: höhere intellektuelle Leistungen, Planung, Organisation, Strategien, Konzentration, Halswirbelsäule, Gesichtsschädel mit den Organen

7. Scheitel- und/oder Kronenchakra   Farbzuordnung violett/ weiß

Lage: Ursprung am Übergang vom Atlas zum Hinterhaupt, öffnet sich auf dem Scheitel und bezieht auch den Raum oberhalb des Scheitels mit ein.

Themen: transpersonale Ebene, Kreativität, wissenschaftliche oder künstlerische Intuition, Kunst, Spiritualität, Kopf und Gehirn, vegetative Regulation

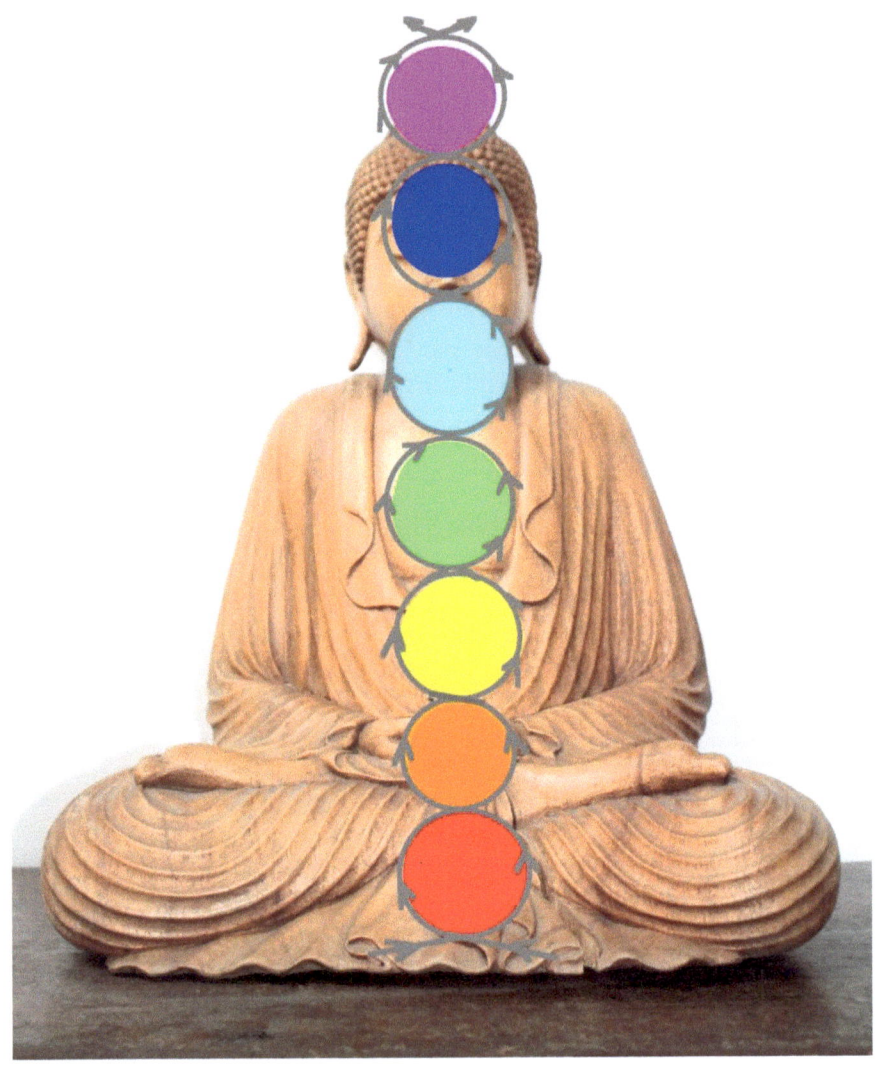

Abb. Chakren mit Kundalini-Energie (graue Linien nach oben mit Pfeilen)

Erweiterte Interpretation der sieben Haupt-Chakren

Bei der erweiterten Interpretation der sieben Hauptchakren wollen wir einige Aspekte der vielfältigen Wirkungsebenen der Chakren besonders betrachten. Als Erstes geht es um die mögliche Bedeutung der Chakren für das innere Wachstum und die Entfaltung des Menschen. Dafür bietet sich eine Interpretationsmöglichkeit an im Sinne der Entwicklungspsychologie. Dem Emporsteigen der Kundalini-Energie von der Wurzel bis zum Kronenchakra, wobei nacheinander die unterschiedlichen Zentren aktiviert werden, entspricht die schrittweise Entwicklung und Entfaltung vieler Menschen. Auf der Basis dieser Seite der Chakren sollen die sieben Hauptchakren betrachtet und einige mögliche Irritationsquellen durch körperliche, psychische, geistige bzw. energetische Faktoren aufgezeigt werden. Diesen ursprünglich rein theoretischen Ansatz nutzen wir mittlerweile erfolgreich therapeutisch in der Ortho-Bionomy. Er ersetzt teilweise beziehungsweise ergänzt die Schock- und Trauma-Behandlung für die wir viele Anregungen von Peter Levine (Somatic Experience) übernommen haben.

Auf einer mehr physischen Ebene sollen die Verschränkung von Körper und Erleben und die sich daraus ergebenden Folgen untersucht werden, die sich in den Chakren besonders klar manifestieren. Für die ersten drei Chakren haben wir Ereignisse im Zeitraum der Schwangerschaft und der Geburt als Beispiel gewählt. Frauen sind in der Schwangerschaft, sowie während und nach der Geburt großen strukturellen körperlichen, hormonellen, vegetativen Veränderungen und vielfältigen emotionalen und sozialen Anforderungen ausgesetzt. Um sich darauf einstellen zu können, sind ihre Stoffwechselaktivität, ihre Sensibilität und die Körperwahrnehmung gesteigert. Auch auf der energetischen Ebene der Informationsverarbeitung und Selbstorganisation ist eine gesteigerte Aktivierung anzunehmen. Die Änderungen der Statik erfordern neue Bewegungsabläufe, die hormonelle und vegetative Regulation müssen angepasst werden und die Änderungen der Lebensumstände verlangen nach entsprechender Planung im familiären und sozialen Umfeld.

1. Wurzel- oder Basischakra (Farbe rot)

Lage: Das Chakra hat seine Wurzel in der Dammregion bzw. an der Steißbeinspitze. Es öffnet sich sowohl direkt nach fußwärts wie auch nach vorne vor dem Schoß.

Grundthemen: Verbindung des Menschen mit den Energien der Erde, von der er sich getragen fühlt. Erdung, psychische und körperliche Stabilität und Belastbarkeit. Der Mensch ruht in sich, hat keine unbegründeten Ängste und lässt sich von außen nicht im Übermaß beeinflussen. Das Wurzelchakra - Zentrum der Vitalität, der Lebensfreude, der Sinneswahrnehmung, des Selbstwertes und des fundamentalen Selbstvertrauens.

Der erste Schritt ins Leben: Stellen Sie sich einen vitalen Neugeborenen vor, der, gesund und von allen heiß ersehnt, das Licht der Welt erblickt hat.

Seine energetische Grundbefindlichkeit wird ein ungetrübtes Selbstvertrauen sein, da der Säugling zunächst kaum zwischen sich und der Umwelt trennen kann. Er ist geliebt, ungefährdet, versorgt und sicher in der ungestörten Symbiose mit Mutter und Vater. Dadurch wird seine Wurzel genährt und gestärkt. Es gibt Menschen, die dieses Gefühl, verbunden mit einer großen Vitalität = einer starken und lebendigen Kundalini-Energie, bis ins hohe Alter bewahren und leben können.

In jungen Jahren äußert sich diese Befindlichkeit in einem Gefühl der Unverletzbarkeit, die eine große Risikobereitschaft ermöglicht. Die Welt ist offen und sollte eigentlich froh sein, uns zu haben. Alles scheint erreichbar und möglich zu sein. Unabhängig von der sozialen Situation und Erziehung ist wie bei allen körperlichen Eigenschaften - dazu zählen auch die Chakren - die Grundqualität des Chakra zu einem wesentlichen Teil angeboren. Manche Menschen scheinen ein einfach unverwüstliches Selbstvertrauen zu besitzen.

Belastungen: Der Grundtypus der Belastungen, die besonders auf das Wurzelchakra einwirken, ist eine tiefe elementare Verunsicherung. Nach Levine ist eine definierende Qualität eines Traumas die daraus resultierende Beziehungsstörung: die Störung der Beziehung des Menschen zur Umwelt, zu anderen Menschen und zu sich selbst.

Bei Verletzungen des Wurzelchakra wird die vertraute Beziehung zur Welt als Ganzes gestört, die Beziehung zu nahestehenden Personen wie Mitgliedern der Familie und das Vertrauen in sich selbst.

Wir verlieren mit dem Erleben das wortwörtlich un-bedingte Vertrauen, das nicht hinterfragte Sicherheitsgefühl. Klassische Auslöser auf physischer Ebene sind Naturgewalten, deren Gefahren wir vorher nicht realisiert hatten. Stellen Sie sich vor, Sie geraten beim Segeln in einen Sturm, beim Skifahren in ein Schneebrett, auf einer Wanderung in ein Hochwasser, während einer Reise in ein Erdbeben oder einen Vulkanausbruch. Jedes Mal wird die Welt plötzlich bedrohlich, sie ist nicht mehr eine Spielwiese, in der wir uns gefahrlos und lustvoll austoben können.

Auf der Beziehungsebene gibt es unzählige Situationen, die das Wurzelchakra aus dem Gleichgewicht bringen können. Dies gilt besonders für Traumen der Kindheit: schwere Vernachlässigung, sexueller Missbrauch, Misshandlung, Verlust der Bezugsperson, schwere Krankheit, etc....

Natürlich können auch bei Erwachsenen traumatisierende Erlebnisse zu Störungen im Wurzelchakra führen. Denken Sie an den unerwarteten plötzlichen Verlust des Partners, eines Kindes, der Eltern, an Gewalterfahrungen in einer vorher als sicher geltenden Umgebung wie eine Vergewaltigung, Überfälle etc..... Auch hier geht das unwillkürliche Vertrauen in die Umgebung und das persönliche Umfeld, die vorher als sicher und geschützt erlebt wurden, verloren.

Betrachten wir die Wechselwirkungen jetzt mehr von der körperlich-biologischen Seite, die untrennbar verknüpft sind mit unserem Erleben und unseren Emotionen. Eine Schwangerschaft stellt in dieser Beziehung eine besonders intensive Situation dar. Die notwendigen anatomischen Veränderungen im Unterleib und am Beckenboden führen zur vermehrten Inanspruchnahme der Kapazität des Wurzelchakra. In der Schwangerschaft und bei einer Entbindung kommen weitere Elemente hinzu, die wesentliche, auch langfristige Auswirkungen auf das Chakra haben können.

Ein Kind zu bekommen, kann für eine Frau eine elementare Bestätigung ihrer Vitalität sein. Sie hat sich ein Kind gewünscht, die Empfängnis hat geklappt und sie fühlt sich durch die Schwangerschaft in ihrer eigenen Basis gestärkt. Diese Stärkung des Wurzelchakra erleben wir bei Frauen, die während der Schwangerschaft aktiv und vital sind. Wenn keine körperlichen Beeinträchtigungen auftreten, strahlen diese Frauen oft eine entsprechende positive "Energie" aus.

Menschen laufen Gefahr, sich durch soziale Einflüsse, Intellekt, Karrierenormen etc. von natürlichen, biologisch begründeten Verhaltensweisen und der Rücksichtnahme auf ihren eigenen Körper zu entfremden. Bemerkungen wie: „Nach der Spritze kann das nicht weh tun!" „Mit einem Kaiserschnitt lässt sich der Entbindungstermin genau planen" oder der Anspruch, eine „Sanfte Geburt" zu realisieren, usw. - desto schwerer wird es einer schwangeren Frau fallen, die Unterstützung ihres Wurzelchakra frei und angemessen zu entfalten. Das Chakra wird nicht mehr durch den

Fokus, die notwendige Achtsamkeit genährt und verliert dadurch an Kraft und Präsenz. Das gilt für Männer wie Frauen in entsprechenden Situationen in gleichem Maße.

Eine schwangere Abteilungsleiterin erzählte mir, es habe sie zutiefst erschreckt, sich durch die Schwangerschaft wie ein Säugetier zu fühlen – was wir aber doch a u c h sind. Bis jetzt hatte sie über die Gestaltung ihres Lebens frei entschieden. Nun war sie gefangen in den "Klauen der Biologie", die Schwangerschaft rollte über sie hinweg, ohne dass sie etwas beeinflussen konnte. So erlebte sie eine tiefe Verunsicherung im Bereich des Wurzelchakra, die sich auf Psyche und Soma auswirkte. Eine Geburt wird vor diesem Erlebenshintergrund natürlich nicht einfacher.

Umgekehrt erleben wir wie gesagt nicht selten das langsame Erwachen einer intensiven körperlichen Selbstwahrnehmung und Wertschätzung der eigenen Person in der Schwangerschaft, was mit wachsender Freude erlebt wird. Die Frau entdeckt ihren Körper wieder, gewinnt ihn zurück.

Wehenstörungen vor der Entbindung oder ein notwendiger Kaiserschnitt können zu einer Störung im gerade noch so positiv aktivierten und belebten Wurzelchakra führen. Die energetische Situation kippt wie die äußerliche Situation, was letztlich sogar die Ausbildung einer Wochenbett-Depression anbahnen kann.

Traumatische Erlebnisse – wie frühere komplizierte Schwangerschaften und Geburten, bei denen die Frau sich existentiell bedroht fühlte, die Schwierigkeit schwanger zu werden, Operationen und vieles mehr -

schaffen eine schwierige Ausgangslage für die Selbstregulation auf der Ebene des Wurzelchakra und sind Auslöser für gesundheitliche körperliche und psychische Beschwerden in der Folge der Schwangerschaft.

Frau S., eine 54-jährige Krankenschwester, Teilnehmerin an einem unserer Seminare, spürte bei einer Übung, bei der es darum ging, am Unterarm einen Reflexpunkt mit Bezug zum Steißbein zu finden, plötzlich vertraute ziehende Schmerzen an der Unter- und Oberarminnenseite, wie sie sie als Sehnenbelastung bei ihrer Arbeit kannte. Vorher hatte sie schon über Verkürzungen der Adduktoren, der Muskeln an der Innenseite der Oberschenkel, geklagt. Arme und Beine reagieren oft analog zueinander. Da der aktuelle Ausgangspunkt ihrer Beschwerden der Kontakt mit dem Steißbein - dem Ursprung des Wurzelchakra – war, fragte ich sie, ob sie eine problematische Entbindung erlebt habe. Verblüfft schaute sie mich an: „Seit Jahren fühle ich schon, dass ich immer noch von der Entbindung meiner jüngsten Tochter traumatisiert und seither an den Beinen verletzungsanfällig bin. Meine Scheide fühlte sich damals an wie verriegelt. Aber kein Therapeut wollte bisher etwas davon hören. Und jetzt kommst Du so einfach mit Deiner Frage!" Von Chakren hatte sie bis zu diesem Moment noch nichts gehört. Die Bedeutung des Wurzelchakra für die Steuerung der untergeordneten Gelenkchakren von den Hüften abwärts leuchtete ihr sofort ein. Die erste therapeutische Maßnahme ist in diesem Fall keine psychotherapeutische Analyse sondern die Anleitung zur Selbstbehandlung, die im Kapitel „Chakren selbst behandeln" ausführlich vorgestellt wird.

2. Unterleibs- oder Sexualitätschakra (Farbe orange)

Lage: Es öffnet sich nach vorne auf halbem Weg zwischen Schambein und Nabel. Der Ursprung liegt am Übergang vom Kreuzbein zur Lendenwirbelsäule

Grundthemen: Instinkthafte Beziehungen und instinkthaftes Sozialverhalten, frühe Beziehungs-Prägung auch in der Sexualität. Es geht um die zwischenmenschliche „Chemie".

Der zweite Entwicklungsschritt: Wieder können wir das Wachsen und Reifen eines Menschen als Analogiebild nehmen. Im zweiten Entwicklungsschritt eines Kindes kommt es zur ersten Differenzierung, zur Auflösung des Eins-Seins des Säuglings mit seiner Umwelt. Jetzt nimmt der Säugling Kontakt auf, erlebt das Du der Mutter oder des Vaters bewusster. Wesentliches Medium für diese Kontaktqualität ist der Geruch. Gestillte Säuglinge besitzen einen besonderen, anziehenden Duft, der evolutionsbiologisch dafür sorgt, dass die „Chemie" zwischen ihnen und den versorgenden Erwachsenen stimmt. Dieser instinktiv gelungene biochemische Kontakt löst neben visuellen Reizen unseren Schutz- und Versorgungsreflex gegenüber den Säuglingen aus.

Das Den-anderen-riechen oder Nicht-riechen-können wird uns unser Leben lang begleiten. Es beschreibt die Ebene der instinkthaften Beziehungen – der Kontakte „aus dem Bauch heraus", die stark von Pheromonen, Duftstoffen mit Hormonwirkungen geprägt sind. Sehr deutlich ist die instinkthafte Beziehung in der Sexualität ausgeprägt. Einen Partner, zu dem Liebe und Leidenschaft erloschen sind, wird man im tatsächlichen Sinne „nicht mehr riechen können". Pheromone vermitteln und übertragen neben sexuellen Botschaften auch andere für eine Beziehung relevante Informationen wie Stress, Wut, Ärger, Depression und Angst.

Das Unterleibchakra ist immer dann angesprochen, wenn unwillkürlich, also ohne es sich bewusst zu machen, in einer Begegnung Rang und Hierarchie geprüft werden. Das Unterleibchakra ist gefordert, wenn Menschen sich in engem körperlichem Kontakt begegnen wie im Fußballstadion oder in der Sauna.

Psychologen haben nachgewiesen, dass bezüglich des Gegenübers bereits in den ersten Minuten des Kontaktes eine erstaunlich stabile Vorurteilsbildung eintritt. Meinungen über den anderen werden dann nur noch mühsam revidiert. Intellektuell lässt sich das Gefühl nicht erklären, warum man jemanden schon nach wenigen Minuten so erlebt, als ob man ihn schon lange kenne. Hier könnten neben den Energien der Menschen, die sich begegnen und erkennen, passende vertraute Duftstoffe (Pheromone) wieder eine wichtige Rolle spielen.

Belastungen: Kränkungen auf der Beziehungsebene: Vertrauensbruch, Untreue, Ende einer Partnerschaft, Kränkungen auf der Mann- Frau-Ebene, soziale Kränkungen, Mobbing, das Unvermögen auf der

Beziehungsebene etwas zu regeln: schwerer Streit und Trennung, körperliche Auseinandersetzung, Erbschaftsstreit und so weiter.

Besonders schwere Traumen stellen für das Unterleibchakra Gewalterfahrungen und sexueller Missbrauch in der Kindheit oder die Verfolgung als Minderheit oder Bürgerkriege dar, wenn Menschen, mit denen man vorher friedlich und nachbarschaftlich gelebt hat, plötzlich zur existenziellen Gefahr werden.

Das Unterleibchakra, auch Sexualchakra bezeichnet, ist dem Wurzelchakra ähnlich, aber nicht mit ihm identisch. Sein Grundthema sind die instinkthaften Beziehungen, in denen "die Chemie stimmt", in denen man "sich riechen kann" oder eben auch nicht. Die positive - auch biochemisch ausgelöste - Anziehungsreaktion des Chakra habe ich schon angesprochen.

Fast jeder mag den Duft gestillter Säuglinge, was dazu führt, dass viele Erwachsene einem Säugling, den sie wickeln, Pluderküsse auf den Unterbauch geben. Das Anprusten mit warmer Atemluft am Ort des Unterleibchakra verstärkt den Duft des Säuglings und löst Freude beim Erwachsenen und beim Kind aus. Die Beziehung wird gerade in der Phase, in der der Säugling besonders abhängig ist von den Erwachsenen, gestärkt und gesichert.

Mit der körperlichen und hormonellen Veränderung in der Schwangerschaft gehen nicht selten emotionale und soziale

Veränderungen einher. Die Beziehung der Frau zu sich selbst und zur Umwelt ändert sich auf vielfältige Weise. Die äußerlichen Veränderungen machen manche Frauen unsicher. Da die wachsende Körperfülle die im Gegensatz zum Schönheitsideal der Schlankheit steht, empfinden sich manche Frauen als hässlich. Sie mögen ihren veränderten Körpergeruch nicht und haben Sorge, dass es ihrem Partner genauso geht. Unbedachte Reaktionen der Umwelt, der Arbeitskollegen, Freunde usw. verstärken eventuell ihre Verunsicherung.

Gleichzeitig kann sich das sexuelle Erleben verändern. Es wird manchmal intensiver oder verliert an Stellenwert. Die persönlichen Interessen richten sich zunehmend mehr auf das zu erwartende Kind und die damit verbundenen Änderungen der Lebensabläufe als auf den Beruf oder die bisherigen Hobbys. Mit den Veränderungen auf der Ebene der Beziehungen ist immer ein hoher Organisationsanspruch auf energetischer Ebene verbunden, der sich auf das Unterleibchakra und das Wurzelchakra auswirkt und sich über diese Chakren ausdrückt.

Die Anlässe, dem Unterleibchakra Unterstützung anzubieten, sind wie bei allen Chakren ganz unterschiedlich. Eine gesunde 38-jährige Frau, die trotz innigstem Wunsch über Jahre kein zweites Mal schwanger wurde, war nach einigen Behandlungen – insbesondere der Chakren - endlich schwanger. Froh und glücklich genoss sie ihre Schwangerschaft. Bei jeder Konsultation in der Praxis forderte sie die Behandlung des Unterleibchakra ein: „Das tut mir gut und meinem Kind!" Einige Wochen nach der

Entbindung kam sie mit dem kleinen Söhnchen zu mir und berichtete, dass dieser auffällig stark „fremdele", nur sehr vorsichtig in Kontakt zu ihm bisher unbekannten Personen trete. Zwischen uns beiden war das gar kein Problem worauf die Mutter schmunzelte: „Sie kennen sich ja auch schon lange."

Ganz anders verlief die Begegnung mit Frau G., einer 72-jährigen Patientin, die viele Jahre in einer Großküche gearbeitet hatte. Nicht zuletzt auf Grund ihrer schweren körperlichen Arbeit hatte sie immer wieder Rückenschmerzen gehabt, die stets nach einer Weile vergingen. Seit einem Jahr litt sie unter neuen therapieresistenten Beschwerden mit Ausstrahlungen bis in die Füße. Die Muskulatur der Lendenregion war extrem druckempfindlich, nachts fand sie vor Schmerzen keine Ruhe. Sie hatte außerdem zwölf Kg abgenommen. Als ich fragte, warum brach sie in Tränen aus und meinte „Aus Kummer!" Ihr heiß geliebter Mann war nach 48 Jahren glücklicher Ehe völlig überraschend verstorben. An dieser Tatsache vermag niemand etwas zu ändern. Die Chakrabehandlung kann uns jedoch helfen mit den Lebensumständen besser zurechtzukommen. Gerne nahm die Patientin das Angebot an, eine Übung mit ihr zu machen. Sie lernte, ihr Unterleibchakra und ihr Wurzelchakra selbst zu behandeln. Danach trat ein, was wir erhofft hatten. Der Rückenschmerz und die Druckempfindlichkeit der Rückenmuskulatur waren sofort besser.

3. Solarplexuschakra (Farbe gelb)

Lage: Über der Magengrube unterhalb der Brustbeinspitze öffnet sich das Solarplexuschakra nach vorne. Seine Wurzel liegt im Rückenmark auf Höhe des Überganges von der Brustwirbelsäule zur Lendenwirbelsäule.

Grundprinzipien: Gesunder Egoismus, Willenskraft und Durchsetzungsvermögen, das Nutzen der praktischen Intelligenz, die der Umsetzung von Aktivitäten und Eigeninteressen dient. Es ist das Zentrum der vitalen Selbstäußerung, für das Vermögen, im Leben für sich selber sorgen zu können. Weil der Mensch unter Aktivierung des Chakra seine Interessen deutlicher formuliert, gilt es auch als das Chakra der Gefühlsäußerungen. Manchmal findet man eine Zweiteilung des Chakra in zwei Chakren oberhalb und unterhalb des Zwerchfells. Dem unteren Teil werden die vitalen biologischen Interessen, dem oberen Teil über dem Zwerchfell mehr die Herzensanliegen zugeordnet.

Der dritte Entwicklungsschritt: Nach dem „Du" (Mama, Papa) entdeckt das Kind - nicht selten zum glücklicherweise vorübergehenden Leidwesen der Eltern - das „Ich". Zunächst äußert sich das „Ich" im Nein-Sagen und in der Selbstbenennung mit dem eigenen Namen. Beides dient dem Durchsetzen der eigenen vitalen Interessen. Dieses Durch-Setzen der eigenen Wünsche wird von den Kindern mit großer Geduld geübt. Das Solarplexuschakra verwirklicht schließlich energetisch die überlebenswichtige Fähigkeit praktisch für die eigenen Bedürfnisse zu sorgen. Diese Fähigkeit äußert sich unter anderem als die Gabe, gut mit Geld und materiellen Werten umgehen zu können, als „geschäftlicher Riecher", handwerkliches Geschick, Ausdauer, gesundes Durchsetzungsvermögen.

Belastungsmuster: Traumatisierend wirkt das Unvermögen, nicht mehr für die eigenen materiellen Grundlagen und die soziale Akzeptanz sorgen zu können. Die Gründe müssen nicht in uns selbst liegen. Sie reichen vom Verlust des Arbeitsplatzes, der Angst vor Überforderung, Überschuldung, Betrug, Börsencrash, Änderung von Gesetzen mit negativen Folgen für das eigene Leben, Frühpensionierung wegen körperlicher Gebrechen bis hin zur überraschenden Abhängigkeit von fremder Hilfe.

Das Unvermögen, für die eigene körperliche Unversehrtheit zu sorgen trifft tief. Die Fehleinschätzung von Risiken kann ebenso traumatisieren wie überraschende Unfälle, z.B. Hochgeschwindigkeitstraumen mit Fahrzeugen, beim Sport und bei der Ausübung unserer Hobbys. Belastend wirkt sich auch die Überbetonung des Chakra aus, die entstehen kann, wenn die übergeordneten Zentren bzw. Fähigkeiten zu gering entwickelt sind. Themen wie Macht, Rang und Status werden übermächtig und schaden uns. Sie wirken negativ auf den, der instinktiv seine ganze Kraft vor allem in dieses eine Chakra steckt. Langfristig kann auch dieser anfangs äußerlich erfolgreiche Mensch zunehmend nicht mehr in der Lage sein, sein Schicksal wirklich positiv für sich selbst zu gestalten und in die Hand zu nehmen.

Mit den gut entwickelten drei Basischakren und der Verwirklichung der mit ihnen verbundenen Fähigkeiten kann ein Mensch gut und völlig zufrieden durchs Leben kommen. Er hat Vertrauen in sich selbst und in die Umwelt, kommt gut mit den Mitmenschen und seiner Familie zurecht, hat seinen Platz gefunden und ist wirtschaftlich ausreichend abgesichert.

Störungen der nachfolgenden „höheren" Chakren tragen oft auf einer neuen Ebene Aspekte der Dysbalancen in den Basischakren in sich. Mit den nächsten Ebenen überwindet der Mensch, von seiner persönlichen Entwicklung her betrachtet, zunehmend die ersten drei Zentren, er beginnt neue und alte Inhalte auf neuen Ebenen zu entfalten. Diese Weiterentwicklung wird voraussichtlich besonders dann harmonisch gelingen, wenn mit der Transzendierung eine Integration der Basis und nicht deren Abspaltung verbunden ist. Oft werden die starken, eher animalischen Fähigkeiten der ersten drei Chakren gering geachtet, weil man Angst vor ihrer Stärke hat. Ein beredtes Beispiel sind die vielen, mittlerweile sinnlos gewordenen tradierte moralischen Gebote zum Sozialverhalten und zur Sexualität. Die ersten drei Chakren bleiben unabänderlich die Grundlage unserer physischen Selbstorganisation, des physischen Überlebens.

Kehren wir noch einmal zurück zur Situation in und nach der Schwangerschaft. Mit den Veränderungen im Lebensumfeld, beziehungsweise in der Lebensführung kommt die Bedeutung des dritten Chakra immer mehr zum Tragen. Die Energie dieses Chakra versetzt uns positiv in die Lage, das Notwendige zu tun. Über kommende Veränderungen nachzudenken genügt nicht, wir müssen die Zukunftsgestaltung konkret anpacken.

Tausend Dinge von kleiner und großer Tragweite gilt es zu regeln: Wenn es das erste Kind ist, das Paar in keinem geregelten rechtlichen Verhältnis lebt, wie soll es mit uns weitergehen? Heiraten wir? Genügt die Wohnung? Was fehlt noch? Was wird aus meinem Arbeitsplatz, meiner, deiner oder unserer Karriere? Machst Du Vaterschaftsurlaub? Will oder muss ich bald wieder meinem Beruf nachgehen? Wie muss ich mein Leben in den nächsten Wochen und Monaten auf die neue Situation anpassen? Wo kann ich mein Kind für einen Kita-Platz anmelden? Fragen und Entscheidungen ohne Ende. Immer brauche ich das Solarplexuschakra.

Eine hilfreiche, aber auch erschreckende Qualität des Solarplexuschakra ist die Wut aus dem Bauch heraus, die Aggression. Aggredere heißt auf Lateinisch angreifen, anpacken. So gesehen ist Aggression eine Kraft, die uns hilft, die Dinge gegen Widerstände anzupacken und zu bewältigen. Andere Modalitäten des Chakra können Ausdauer, Sturheit, Wendigkeit, Mut zur Veränderung, Geduld und auch Vorsicht sein.

Ein Patient mit einer traumatischen Erfahrung bescherte mir eine besondere Chakraerfahrung. Bei praktisch allen Menschen sind die Chakren an der Körpervorderseite besser zu spüren. So auch bei dem sehr sportlichen und energischen 45-jährigen Herrn, der früher als Leiter einer großen Bildungseinrichtung gearbeitet hatte - bis auf das Solarplexus- und das Herzchakra. Diese beiden waren über dem Rücken viel deutlicher wahrzunehmen, massiv und dicht wie eine Art Panzer.

Was war geschehen? Sehr engagiert und erfolgreich tätig in einer Institution mit hohem ethischem Anspruch, hatte man ihn ohne Vorwarnung und ohne ein persönliches Gespräch zu suchen völlig unverhofft von seiner Aufgabe abgezogen. Mit dem Gefühl, ohnmächtig ausgeliefert zu sein und zutiefst frustriert, musste er sich eine andere Arbeitsstelle suchen. Die Kränkung arbeitete in ihm nach und führte zu psychosomatischen Störungen. Die Chakra-Eigenbehandlung tat ihm gut und seine Beschwerden ließen bald nach. Was blieb, war sein energetischer Rückenpanzer. Nie wieder würde er sich unvorbereitet einen „Dolch in den Rücken rammen lassen." Die Chakraübungen sind seit Jahren Teil seines Alltags geworden.

4. Herzchakra (Farbe hellgrün)

Lage: Es öffnet sich über dem Brustbein auf Höhe des Herzens. Gelegentlich soll es als Feld auf der Höhe des Herzens um den ganzen Körper herum wahrnehmbar sein. Als 4. Chakra steht es im Mittelpunkt aller Chakren. Seine Wurzel liegt in der mittleren Brustwirbelsäule.

Grundprinzipien: Soziales Lernen, emotionale Bewertungen (gut / böse etc.), Beziehung des Herzens. Es ist das Chakra der Mitte, hält idealerweise alle anderen Chakren im Gleichgewicht. Der Herzensenergie werden Wärme, Gelassenheit, Herzensklugheit und innerer Frieden zugesprochen. Die Energie des Herzchakra heilt.

Für die Ortho-Bionomy zeigt sich im Herzchakra ganz besonders das Mitgefühl, wie es die Buddhisten beschreiben, die unbegrenzte, bedingungslose Liebe. Arthur L. Pauls berichtete immer wieder, dass eines ihn am meisten erschüttere: Die Erfahrung einer liebevollen Zuwendung ohne Bedingungen, das Geschenk einer „unconditional love".

Der vierte Entwicklungsschritt: Das Kind verlässt den engeren Radius der Familie zum Beispiel im Kindergarten. Es wird und muss sich in sozialen Gruppen über die Familie hinaus integrieren. Soziale Verhaltensweisen, die kulturell definiert und nicht mehr instinkthaft angelegt sind, werden immer wichtiger. Moralische Wertungen wie gut und böse, schlecht und gut, Freund und Feind werden eingeführt.

Diese nächste Entfaltungsbene der Liebe, die Herzensliebe, die über die Instinktebene hinausgeht, ist ein Thema des Herzchakra. So wird ja im europäischen Kulturkreis von Herzensangelegenheiten gesprochen. Freud unterschied in Anlehnung an griechische Begriffe zwischen Eros, der sinnlichen Liebe und Agape, der Herzensliebe, die die Liebe zu einer Freundin, zu einem Freund, die Liebe zwischen Menschen sein kann, die ein wichtiges Anliegen miteinander teilen. Der Eros ist mehr dem Unterleibchakra, die Agape mehr dem Herzchakra zuzuordnen.

Belastungen: Liebeskummer, soziale Konflikte, moralische Konflikte, schlechtes Gewissen, Scham, unerfüllte Sehnsucht, Kummer oder Trauer im Zusammenhang mit Beziehungen der Menschen untereinander. Diese Belastungen können sich sowohl durch Schwächung wie durch die Betonung des Chakra äußern. Das Herz ist leer durch lange Trauer, es bricht schier oder ist sehr präsent, weil eine Herzensbeziehung gefährdet ist.

Natürlich werden auch körperliche Verletzungen wie schwere Thoraxprellungen, Rippenbrüche, Herzoperationen, Keuchhusten, Asthma und so weiter zu einer Belastung des Chakra führen, da es ja Struktur, Funktion und die soziale wie emotionale Interaktion aufeinander abstimmt.

Ein 82 Jahre alter Patient kam vor einigen Jahren, weil er trotz aller Medikamente und drei Bypassoperationen nach drei Herzinfarkten bei kleinsten körperlichen Belastungen Herzbeschwerden bekam. Die Behandlung mit strukturellen Techniken der Ortho-Bionomy verschaffte ihm Beschwerdefreiheit.

Nun hatte er, Jahre später, wieder „etwas auf und am Herzen". Er litt darunter, dass er aus Altersgründen vom geliebten Bodensee zu seinen Kindern nach Rottenburg ziehen musste und sein Herz litt mit ihm. In dieser Situation brachte ihm nicht wie zuvor die Brustbein- und Narbenbehandlung Linderung, sondern die Unterstützung seines Herzchakra.

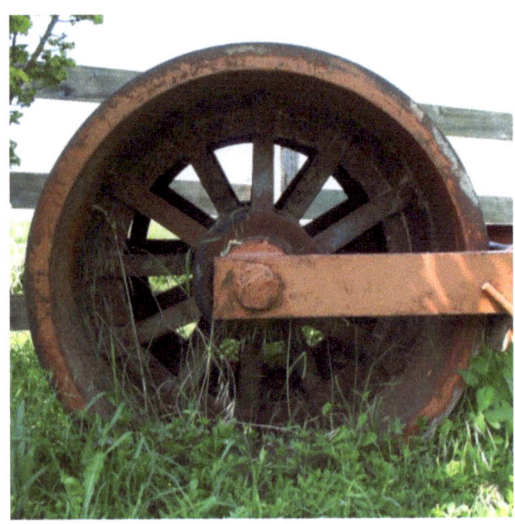

Abb. Die Walze - ein stabiles technisches Rad

5. Hals- oder Kehlkopfchakra (Farbzuordnung hellblau)

Lage: Vorne der Raum über dem Kehlkopf mit der Wurzel am Übergang von der Hals- zur Brustwirbelsäule.

Grundprinzipien: Abstrakte Begriffsbildung, begriffliches Denken und Kommunikation - auch mit den anderen Ebenen.

Der fünfte Entwicklungsschritt: Das Kind kommt in die Schule. Hier lernt es zu abstrahieren, die Wirklichkeit durch Worte zu beschreiben und sie dabei gleichzeitig genauer zu definieren. Symbolhaft stehen hierfür das Schreiben und Rechnen. Gefühle und Erfahrungen werden in Begriffe gebracht, die Ausdrucks- und Kommunikationsfähigkeit wächst. Kommunikation umfasst dabei nicht nur die instinktive, sondern auch die emotionale und intellektuelle Ebene, die ganze Palette der Ausdrucksfähigkeit.

Mit dem wachsenden Verständnis für viele neue Worte und Begriffe wird der Mensch in die Lage versetzt, zunehmend über sich selbst nachzudenken, sich über Themen auszutauschen, die nicht mehr nur an die Dinge der materiellen Umwelt gebunden sind, die wir zum Überleben benötigen. Wir entdecken die Ästhetik, reflektieren die sozialen Interaktionen, die Politik. Und die Liebe findet ihre Worte über Zeichen und Taten hinaus.

Belastungen: Nicht sprechen dürfen oder können und umgekehrt das Nicht-gehört-werden stellen die größten Belastungen dar auf dieser Ebene. Denken Sie an Ausdrücke wie „Ich habe sooo einen Hals" oder „Da schnürt sich mir die Kehle zu" oder „Das kann ich nicht mehr schlucken!". Sie spüren förmlich die explosive Kraft dieser Energie. Deswegen erleben wir unwillkürlich im zwischenmenschlichen Kontakt ein Schweigen mit der gestauten Energie des Kehlkopfchakra als bedrohliches Schweigen, hinter dem enorme Kräfte sitzen, die zu explodieren drohen.

Das Erschöpfungsbild des Chakra, ein schwaches oder leeres Chakra, das sich mit wenig Energie präsentiert, kann als normale Regulation auftreten, wenn Menschen viel sprechen mussten, z. B. unterrichten und dann erschöpft, aber zufrieden nach Hause kommen. Die gleichgeringe Präsenz kann umgekehrt ein Belastungszeichen sein, wenn Menschen zu lange resignativ die Kommunikation eingeschränkt oder gar die Hoffnung auf die Möglichkeit zur Kommunikation aufgegeben haben.

Umgekehrt wird das Chakra vor einem Vortrag, vor einem Auftritt, bei dem man sich selber verständlich machen will oder auf der Bühne eine Figur lebensecht repräsentieren möchte im Sinne der Konzentration auf ein Thema, sehr stark ausgeprägt und vital sein. Der Ungeübte wird in diesen Fällen vielleicht heftiges Lampenfieber mit Herzklopfen haben, da die nahe gelegene Schilddrüse als zentrales vegetatives Steuerorgan mitreagiert, und vielleicht „einen Frosch im Hals" verspüren.

Frau N., eine aktive sportliche Frau Anfang 50, kam wegen diffusen Schwindels, Ohrenschmerzen, halswirbelsäulenbedingten Kopfschmerzen und vegetativen Störungen in die Behandlung. Seit zwei Jahren hatte sie einen Großteil der stationären Behandlungskosten für eine nahe Angehörige ausgelegt, da sich die Kostenträger über die Zuständigkeit bezüglich der Kostenübernahme stritten und erst mal gar nichts bezahlten. Den Mühlen des Verwaltungsrechtes ausgeliefert, moralisch zutiefst empört und frustriert, gab es noch Stress am Arbeitsplatz. Jetzt hatte sie „sooooo einen Hals!" Zungenbein- und Nackenmuskulatur waren extrem verspannt und die Schilddrüse angeschwollen. Da ich wenig Zeit hatte, wiederholte ich mit ihr die Chakrabehandlung des Kehlkopfes, die wir schon einmal genutzt hatten. Nach der Behandlung von zwei Minuten spürte Frau N., dass ihr Blick klarer wurde, das Ohrensausen (davon hatte sie gar nichts gesagt) nachließ, ihr Herz ruhiger schlug. Die Muskeln waren viel weicher und nicht mehr druckempfindlich. Deutlich entlastet und besser gestimmt, verließ die Patientin die Praxis.

6. Drittes Auge (Farbe indigo-dunkelblau)

Lage: Am natürlichen Haaransatz oder zwischen den Augenbrauen an der Nasenwurzel öffnet es sich nach vorne. Die Wurzel liegt in der mittleren Halswirbelsäule.

Grundprinzipien: höhere geistige, eher intellektuelle Leistungen, Zuordnung und Verarbeiten von Informationen, bewusstes analytisches Wahrnehmen beim Sehen, Planung, Organisation, Zukunftsplanung, Entwerfen von Strategien, Übergänge zur Kreativität.

Der sechste Entwicklungsschritt: Der Jugendliche ist reif, die Schule zu verlassen (Reife-Prüfung). Die Berufswahl und Ausbildung beginnen. Langfristige eigenverantwortliche Strategien, die zum Teil viele Jahre übergreifen können, werden für das Leben immer bedeutsamer. In Prozess des Erwachsenwerdens übernimmt der Jugendliche immer mehr Verantwortung für das eigene Leben. Menschen überschreiten geistig die körperliche Gebundenheit in die Jetzt-Zeit, indem sie beim Kauf eines Hauses in langen Zeiträumen, beim Anlegen eines Waldes sogar über die Generationsgrenzen hinweg planen.

Belastungen: Umgekehrt stellen die Anforderungen dieser Planung für manche Menschen einen erheblichen Stressfaktor dar. Dazu kommt, dass viele andauernd sehr große Informationsmengen in sehr engen Zeittakten verarbeiten müssen. Die intellektuelle Belastbarkeit wird bis an ihre Grenzen getrieben, bis einem schier der Kopf zerspringt.

Burn-Out-Depressionen können als eine Notabschaltung des Gehirns gedeutet werden. Die Balance zwischen Arbeit und Privatleben, zwischen Leistungsanforderung und Regeneration stimmt nicht mehr. Wenn auf der Ebene des 3. Auges eine Überlastung droht, sind die Funktionen der Basischakren besonders wichtig. Eine Lösung, eine Befreiung aus der Situation wird dann leichter gelingen, wenn die Qualitäten der unteren Chakren gut genährt sind.

Der primäre Stress mag auf der Ebene des dritten Auges initiiert worden sein. Wie er verarbeitet wird, hängt sehr von der Grundvitalität, der Kontaktfähigkeit und dem Durchsetzungsvermögen des Patienten ab. Neben dem Anforderungsstress gehören zu den klassischen Belastungen des 3. Auges das Scheitern unserer Strategien und Planungen bezüglich unserer Karriere, der Lebensgestaltung, der persönlichen Laufbahn im politischen und sozialen Bereich.

Symptome auf der Ebene des 3. Auges werden oft ausgelöst durch vielfältige, für die heutige Zeit typische Situationen: Überforderung durch „zeitoptimierte Abläufe" in Ausbildung, Studium und Beruf oder Schwierigkeiten, mit neuen Technologien und der damit verbundenen Informationsflut umzugehen. Manchmal handelt es sich in erster Linie um ein Ungleichgewicht in der Aktivität aller Chakren untereinander. Da unsere Energie ihre natürlichen Grenzen hat, droht die einseitige Ausbildung einer Fähigkeit zu einem Verkümmern auf anderen Ebenen zu führen.

Als Arzt in einer Kleinstadt mit einem Bischofssitz und einer benachbarten Universitätsstadt erlebe ich immer wieder bei meinen Patienten so viel Fokussierung auf den Intellekt, dass andere wichtige Lebensaspekte zu kurz kommen. Geisteswissenschaftler und Theologen scheinen für diese – wenn man so will - Störung besonders prädestiniert zu sein. Unvergessen ist mir die verwunderte Antwort eines Professors der Theologie auf meine Frage, wie es ihm mittlerweile gehe: „Wieso fragen Sie mich? Das müssen Sie doch wissen."

7. Scheitel- oder Kronenchakra (Farbe violett oder reines Licht)

Das Kronenchakra vereint wie das Sonnenlicht alle Farben des Regenbogens in sich.

Lage: Wahrscheinlich handelt es sich beim Scheitel- oder Kronenchakra um zwei Chakren: Einmal ein Chakra auf der Scheitelmitte und dann ein Chakra etwa eine Handbreit über dem Scheitel. In der christlichen und muslimischen religiösen Tradition entspricht der Heiligenschein als Reif oder als Flamme um den Kopf herum diesem zweiten Chakra. Aus diesem Grund lassen sich auch zwei Wurzeln differenzieren. So liegt die Wurzel des Scheitelchakra im Übergang von Hinterhaupt und Atlaswirbel, während die Wurzel des Kronenchakra wohl eher im dritten Ventrikel des Gehirns zu finden ist.

Grundprinzipien: Echte Kreativität, aus Handwerk wird Kunst, die sich nicht mehr aus dem Mensch alleine erklären lässt; wissenschaftliche Inspiration (Mathematik, Physik etc.), Spiritualität und Religiosität (religio = der Rückbezug auf den Ursprung) der Mystik, die transpersonale Ebene (morphogenetisches Feld), ganz allgemein das Überschreiten der Grenzen des menschlichen Geistes.

Arthur Pauls wies uns auf die große Ähnlichkeiten und Analogien in der Darstellungen und Symbole für das Kronenchakra in unterschiedlichen

Kulturen hin. Ein beliebtes Symbol sind hohe Mützen oder die Kronen der geistlichen und der weltlichen Würdenträger. Die Pharaonen wurden bereits mit hohen Mützenkronen abgebildet, auf denen zusätzlich noch eine Spirale zu sehen ist. Tibetische Lamas, Schamanen und katholische Bischöfe tragen Kopfbedeckungen, die man ganz gut miteinander vergleichen kann.

Der letzte Entwicklungsschritt: Auf der Basis der reifen Ausprägung aller darunter liegenden Chakren und der damit verbundenen Fähigkeiten erlangt der Mensch Meisterschaft (in seinem Beruf, im menschlichen Miteinander, in seinen Interessensgebieten als Künstler, Philosoph). Über das Herz und das Scheitelchakra erfahren Menschen ihre Berufung.

Vollendung im Sinne des letzten Entwicklungsschrittes ist nur sehr wenigen auf Dauer gegeben. Allerdings haben wir die Chance, unter anderem mit Hilfe des Kronenchakra immer wieder einmal Momente zu erleben, die über den Augenblick hinausgreifen, die eine umfassendere Wirklichkeit als die unseren 5 Sinnen zugängliche erahnen lassen. Es sind die Augenblicke des Erlebens einer metaphysischen Ebene. Dies kann bei einem innigen freundschaftlichen Kontakt, dem Erleben einer Geburt, in der Erfahrung tiefer Liebe zweier Partner zueinander, bei der Feier eines religiösen Ritus, in der Natur oder bei einem künstlerischen Erleben geschehen.

Belastungen: Als geistig-spirituelle Grundbelastung des Chakra findet sich fast immer der Bruch, die Entzweiung des Einzelnen mit dem übergeordneten Ganzen, der Verlust der Geborgenheit in einem größeren geistigen Sinnzusammenhang. Hier ist das Kronenchakra eng verbunden mit dem Wurzelchakra (Vertrauen in die physische Umwelt), das energetisch gesehen sein Nachbar ist. Das Scheitel- und Kronenchakra hat neben seinen spirituell-geistigen Aspekten wie alle Chakren eine starke physische Präsenz wie alle Chakren. Seine Wurzel liegt im Übergang von Hinterhaupt und Halswirbelsäule dort, wo im Stammhirn und im Rückenmark die Orientierung in Gefahrensituationen koordiniert wird. Das mag mit ein Grund sein, warum der Atlasbehandlung so viel Aufmerksamkeit geschenkt wird.

Da seine Wurzel auf Höhe der Schädelbasis liegt finden wir Belastungen des Kronenchakra nach „Nackenschlägen" aller Art, nach einem Schleudertrauma, nach Verlust einer Glaubensgewissheit oder dem Verlust vorher anerkannter sozialer Werte. Viele unserer Seminarteilnehmer erlebten unter der Ausbildung – wenn sie aus den neuen Bundesländern kamen - wie sehr sie von den Stimmungen und energetischen Schwingungen unter den Bedingungen des politischen Systems der DDR vor und nach dem Mauerfall geprägt und belastet waren. Sie realisierten wie anhaltend und machtvoll transpersonale Belastungen ihr Leben geprägt hatten.

Wie eng Wurzel und Krone in ihren Wechselwirkungen miteinander verknüpft sind, mag ein Erlebnis Karl Friedrich Schallers beleuchten, eines mit mir befreundeten Pfarrers. „Eines Tages kam eine junge Frau zu mir, die seit einiger Zeit Gottesdienste in unserer Gemeinde besuchte. Sie weinte und meinte, dass die Gottesdienste ihrer Seele sehr gut täten sie aber nie das Vaterunser-Gebet mitbeten könne, da sie von ihrem Vater missbraucht worden war und ihr damit der Zugang zu einem liebevollen Vaterbild völlig verwehrt sei." Im gemeinsamen Singen und Beten hatte sie das Vertrauen gefunden, das es ihr ermöglichte, ihre Not und Sehnsucht nach seelischer Heilung einem für sie vertrauenswürdigen Mann zu offenbaren. Ich verstehe dieses Ereignis so, dass die junge Frau ein schönes Beispiel dafür ist, dass Verletzungen unserer Wurzel in kleinen Schritten durch die Krone gelindert werden können und umgekehrt. Auch wenn die emotionale Verletzung noch stark ist, können in den ersten Schritten die funktionelle und soziale Kompetenz, und die körperliche Struktur, die dem jeweiligen Chakra in besonderem Maße zugeordnet ist geheilt, beziehungsweise wieder gewonnen werden.

Fülle und Leere

Das Erleben der Fülle, respektive der Leere eines Chakra hat immer wieder einmal für Verwirrung gesorgt. Wie ich es am Kehlkopfchakra beschreiben werde, kann die energetische Präsenz eines Chakra zu unterschiedlichen Zeitpunkten unterschiedlich stark ausgeprägt sein. Das hängt ab von der jeweiligen Inanspruchnahme des Chakra, die in einen Fülle- und Leere-Zustand münden kann. Ein sehr aktives, mit Energie gefülltes Chakra wird mit der Kontakt aufnehmenden Hand vielleicht schon in größerem Anstand vom Körper wahrgenommen. Wenn man starr auf dem Abstand einer Handbreite beharrt – wie es im Kapitel >Der Abstand vom Körper< beschrieben wird - kann sich ein Unwohlsein aufbauen. Der Patient und / oder der Behandler spüren in diesem Fall vielleicht einen Druck auf der Hand und der Brust, Herzklopfen, körperliche Unruhe. Dann gehen wir mit der Hand so weit weg, bis sich der Abstand gut anfühlt.

Ein energiearmes Chakra, mag es nun angenehm erschöpft, überanstrengt, blockiert, „schlafend", von der Umgebung „abgesaugt" oder wie auch immer sein, wird im umgekehrten Fall vielleicht nur in nächster Körpernähe wahrgenommen. Bei einem eher energieleeren Chakra, das viel mehr Energie braucht, spüren wir manchmal sogar so etwas wie einen leichten Sog in Richtung des Körpers.

Die Bedeutung von Fülle- und Leere-Zuständen ist vorsichtig zu interpretieren. Mit offenen Fragen kann man vom Patienten wichtige klärende Informationen erhalten. Stellen Sie sich zum Beispiel ein Kehlkopfchakra mit Energieüberfülle vor: "Ich hab' sooo einen Hals!" Dieses Gefühl kennen fast alle, denen nicht genügend Gelegenheit gegeben wurde, sich zu äußern. Das Chakra ist schier zum Platzen voll mit Energie, die sich entfalten durfte. Es will wortwörtlich seine Energie hinausschreien und ein zu naher Kontakt mag in dieser Situation als unangenehm empfunden werden.

Andererseits wird bei einem Lehrer, einem Schauspieler oder einem Vortragenden vor Beginn der Inanspruchnahme diesmal auf positive Weise genauso viel Energie in dem Chakra spürbar sein wie im ersten Beispiel, bei dem es sich um einen belastenden Füllezustand handelte. Nur drückt sich jetzt über die Fülle die Aktivierung der Kommunikationsfähigkeit aus.

Am Ende eines langen Tages mit viel sprachlichem Austausch wird das Chakra des Vortragenden wie die Person als Ganzes rechtschaffen müde und angemessen schwach präsent sein. Wenn man nicht mehr reden möchte sich nicht weiter mitteilen muss, wird sein Kehlkopfchakra in seiner Aktivität zurücknehmen. Das Chakra zieht sich zurück, es erholt sich. Seine geringe energetische Präsenz ist damit der Situation völlig angemessen.

Diese gesunde Leere, die sich durchaus rasch wieder aktivieren lässt wenn es im Nachhinein noch einmal benötigt wird, unterscheidet sich quantitativ wenig von einer belasteten Leere. Wir finden diese Situation nach strukturellen und funktionellen körperlichen Belastungen wie zum

Beispiel nach einer Schilddrüsenoperation, einem Bandscheibenvorfall, nach längeren Intubationszeiten, Kehlkopfentzündungen. Das Chakra kann auch die Stimmung einer resignativen Schwäche vermitteln, wenn Menschen es nicht wagen, sich anderen gegenüber zu Gehör zu bringen.

Neben den normalen individuellen Unterschieden der Präsenz, der besonders ausgeprägten Fülle und Leere treffen wir gelegentlich auch auf einen Nicht-Kontakt. Dieser Nicht-Kontakt gibt Anlass zu einem besonders respektvollen und vorsichtigen Vorgehen. Vielleicht ist der Chakrakontakt einfach nicht angesagt oder wir sind auf ein schon lange Zeit blockiertes Chakra gestoßen. Blockiert bedeutet hier, dass die Energie einer Lebensebene zu lange keinen Platz zur Selbstverwirklichung gefunden hatte. Wir können es uns vorstellen wie eine arretierte Sprungfeder. Das betroffene Chakra „rostet nach einer Weile ein", verliert seine Fähigkeit sich auszubreiten und wieder zusammenzuziehen. Bei einer anderen Ausgangslage wäre der stimmige Vergleich ein Muskel, der nicht genutzt wird. Dieser Muskel wird im Laufe der Zeit schwächer, verkümmert, verliert Umfang und baut Fasern ab.

Dem Nichtkontakt kann eine explosive gestaute Fülle oder eine chronische Unterversorgung mit Energie zu Grunde liegen. Die Auslöser können Traumen sein wie die Nabelschnurumschlingung bei der Geburt oder eine Strangulationsverletzung in späteren Jahren. Werden durch eine Behandlung des Energieflusses zwischen den Chakren die Sperren gelöst, wird das Chakra wieder beginnen, vital mit seiner Energie umzugehen.

Belastender Energieüberschuss kann über die Nachbarn weitergeleitet werden, umgekehrt kann die notwendige Energie über die benachbarten Chakren wieder zufließen. Im Sinne der Heilung in verträglichen kleinen Schritten ist es völlig in Ordnung, wenn die Vitalität nur in kleinen Schritten wiederkommt. Zum Glück werden die Fortschritte auf der Ebene der Chakren selten so lange auf sich warten lassen wie bei einem verkümmerten Muskel.

Die Fülle, beziehungsweise Leere der Chakren insgesamt spiegelt den aktuellen Zustand des Patienten wieder. Menschen sind individuell unterschiedlich mit Energie geladen. Manche strotzen vor Kraft. Sie scheinen unerschöpfliche Kraftquellen zu besitzen. Andere dagegen wirken zart und wenig widerstandsfähig. In der chinesischen Medizin gibt es eine interessante Unterscheidung zwischen drei Formen der Energie, des Qi, die uns zur Verfügung stehen. Als erstes ist da das angeborene Qi unserer Grundkonstitution. Dann gibt es das Nahrungs-Qi und schließlich das durch gute Lebensführung erworbene Qi. Das optimale Zusammenspiel aller drei Formen erhält uns auf Dauer gesund. Auch ohne viel angeborenes Qi kann man lange und zufrieden leben, wenn man klug mit dem Gleichgewicht von Kraftverbrauch und Kraftregeneration umgeht. Das Gleiche können wir von der Energie in den Chakren sagen.

Der Energiefluss von der Wurzel zur Krone

Wir haben die sieben Haupt-Chakren kennengelernt und ihnen bestimmte emotionale, psychische und körperliche Qualitäten und Funktionen zugeordnet. Jedes Hauptchakra ist für sich gesehen unverzichtbar für unsere Entfaltung, für das Gelingen unseres Lebens. Alle Chakren wirken im Miteinander. Zusammen repräsentieren sie in ihrer variablen und anpassungsfähigen Ausprägung den wandlungs- und entwicklungsfähigen Menschen. Stress, Erschöpfung oder ein inneres Ungleichgewicht in einem der Chakren können wegen der Koppelung aller Chakren untereinander zu komplexen Symptomen führen. Das reicht von muskulärer und emotionaler Anspannung bis hin zu sozialen und körperlich-funktionellen Dysbalancen. Alle Gewebe unseres Körpers können davon betroffen sein: die Muskeln, die Wirbelsäule, das Rückenmark, die Gelenke und die inneren Organe. Ausgeprägte energetische Verwirrungen können auf lange Sicht strukturelle Veränderungen in einzelnen Organen auslösen. Ich habe den Eindruck, dass Themen, die die oberen Chakren betreffen, eher zu einer Anpassungsstörung der Kopf- und Nackenpartie, des Brustkorbs, der Nacken- und Armmuskulatur führen und Belastungen, die die unteren Chakren betreffen, sich mehr auf den Bauch, das Becken und die Beine auswirken.

Nach der indischen Tradition sitzt der Ausgangspunkt der Energie, die Energiequelle der Chakren, im Steißbein. Diese Kundalini-Energie soll ähnlich wie eine Doppelschlange die Wirbelsäule entlang hoch zum Kopf strömen. Das Bild erinnert an die DNA Spiralen. Wenn es Schwierigkeiten mit dem Emporsteigen der Energie gibt, müssen wir das respektieren und uns fragen, warum das so ist, welcher positive Sinn dahinter stecken könnte. Störungen im Energiefluss sind in erster Linie eine Folge von anderen Situationen, eine Anpassungsreaktion. Die heftige Stimulation oder ein unverhofftes Befreien der bislang gestauten und nicht gebahnten Kundalini Energie kann deshalb bei einem dafür nicht bereiten Menschen zu erheblichen unangenehmen vegetativen, emotionalen und körperlichen Reaktionen führen.

Die Energie von unten nach oben aufzubauen, erscheint sehr sinnvoll und stimmig, wie ich es am Beispiel der Entwicklung eines Menschen vom Kind zum Erwachsenen gezeigt habe. Eine sichere Position im Leben, jahrelang gewachsene und tragfähige Beziehungen und lebenspraktische Fähigkeiten sind eine ausgezeichnete Grundlage für unsere weitere Entfaltung. Manchmal drohen wir mit unseren höheren Zielen zu scheitern, wenn wir unsere grundlegenden Bedürfnisse nicht ausreichend würdigen.

Die ersten drei Chakren repräsentieren die mehr instinktiven Fähigkeiten und Qualitäten unserer Existenz. Nun ist der Mensch ein denkendes Wesen und sein Verstand ist seine herausragende Fähigkeit, die Besonderheit, die ihn anpassungsfähig und überlebenstüchtig macht. Für mich ist es als Arzt spannend, dass sich unsere Stress- und Orientierungszentren im Stammhirn und der Medulla oblongata befinden, dort wo auch die Wurzel des Scheitelchakra sitzt. Von diesem Wurzelgebiet aus werden

Informationen und Reaktionen schrittweise bis in die Gehirnrinde in unser Bewusstsein weitergetragen. Physiologisch sehen wir wieder die große funktionelle Nähe von Wurzel- und Kronenchakra.

Noch einmal zurück zur Vorstellung der aufsteigenden Energie. Gefahrensituationen, eine Reizüberflutung der im Kopf angesiedelten Sinnesorgane machen uns energetisch gesehen oft so kopflastig, dass bei gleichzeitiger Erschöpfung trotzdem zu viel ineffektiv geballte Energie in der Kopfregion zu finden ist. Zusätzlich ein Aufsteigen der Energie zu unterstützen, wäre jetzt völlig falsch. Neugeborene waren hier für mich meine Lehrmeister. Nach einer schwierigen, anstrengenden Geburt tolerieren die Neugeborenen oft keine Berührung am Nacken oder auch am Kopf. Haare-waschen wird da zum Problem, weil der kleine Erdenbürger brüllt wie am Spieß. Bei diesen jungen Damen und Herren ist es völlig sinnlos, eine Energiezufuhr von unten nach oben anzubieten. Lauthalser Protest ist vorprogrammiert. Eine Energieführung vom aufgeregten Kopf zum Becken hin löst dagegen offensichtliches Wohlbehagen aus. Wenn eine Streichung vom Kopf zum Becken hin sich nicht gut anfühlt, kann man die Energie von der Krone aus wie das Wasser eines Springbrunnens außerhalb des Körpers hinunter zum Becken begleiten. So wie die Energie der Chakren in Kreisen fließt, zirkuliert auch die Gesamtenergie des Körpers in auf- und absteigenden Bahnen.

Zum Glück müssen wir nicht von vorneherein wissen, wie die Energie fließen möchte. Wir können das respektvoll ausprobieren und folgen den

Richtungen, die für uns selbst am schönsten sind oder von unseren Patienten als die angenehmsten empfunden werden.

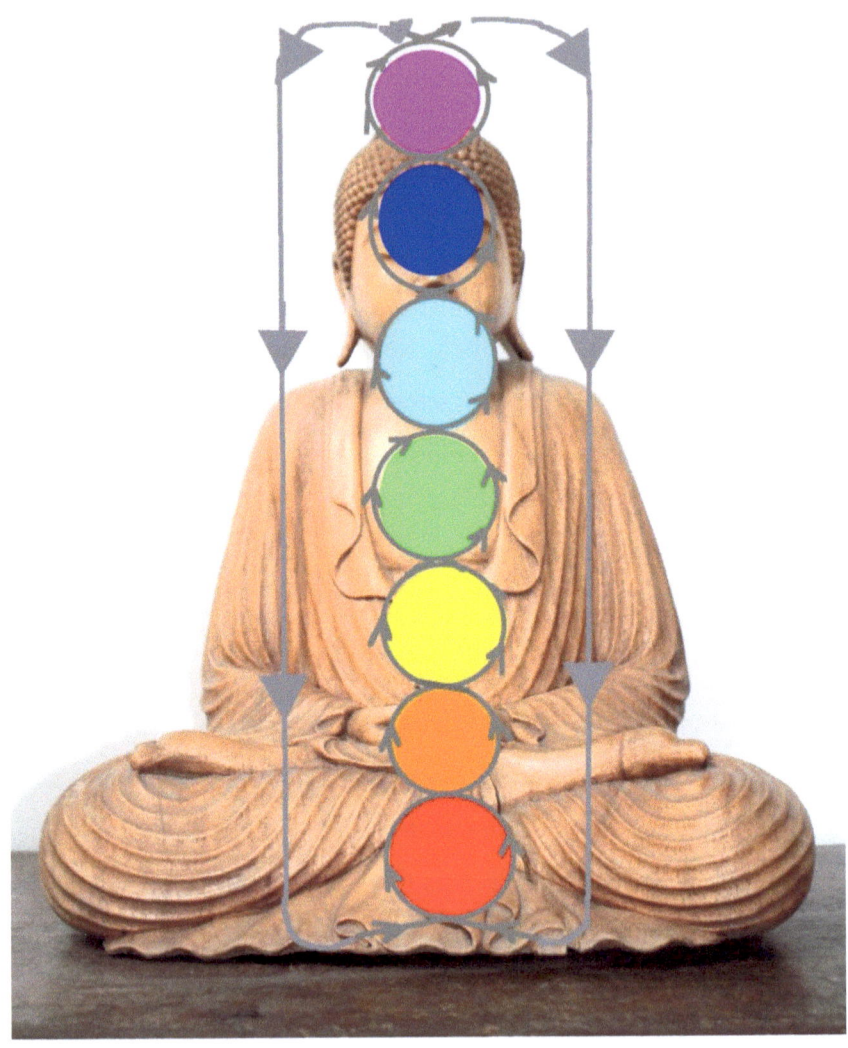

Abb. Energiefluss von der Wurzel zur Krone und wieder zurück zur Wurzel

Anlässe für die Behandlung der Chakren

Bei der Vorstellung der sieben Hauptchakren habe ich Ihnen eine ganze Reihe von Behandlungsanlässen vorgestellt. Wenn es um die Einsatzmöglichkeiten der Chakren geht, möchte ich an die Eingangsdefinition erinnern: Ein Chakra ist eine energetische Organisationsstruktur, die die mit ihr verbundenen körperlichen Strukturen und deren Funktionen, sowie die einwirkenden emotionalen und sozialen Interaktionen aufeinander abstimmt.

Wenn wir diese Definition ernst nehmen, ist dem Einsatz der Chakratherapie kaum eine Grenze gesetzt. Da eine Selbstbehandlung schnell erlernbar und nicht zeitaufwändig ist, können wir die Indikationen für uns und unsere Patienten großzügig ansetzen. Gleichzeitig muss uns klar sein, dass diese Technik natürlich kein Allheilmittel für alle Lebensfragen ist.

Unterschiede der Drehrichtung, auffallende Befunde bei der Visualisierung sollten Anlass sein sich zu fragen, ob wir im Alltag den Themen dieses Chakra mehr Beachtung schenken sollten. So wie das Chakra uns hilft, uns besser zu entfalten, braucht es das aktive Umgehen mit den entsprechenden Themen, um flexibel und anpassungsfähig zu bleiben.

Alle Regionen mit großem Organisationsaufwand können mit der Chakraenergie unterstützt und therapiert werden. So behandelt eine Hochschuldozentin ihr Knie mit der Arthrose mit Hilfe des Knie-Chakra genauso wie der Handwerksmeister sein Knie nach Bruch des Schienbeinkopfes mit Stufenbildung im Gelenk. Weitere Beispiele sind die Behandlung der Schließmuskeln am Ausgang der Gallenwege oder der Iliozäkalklappe zwischen Dünndarm zum Dickdarm.

Einige Anregungen für das Nutzen Ihrer Chakren:

- für die allgemeine Entspannung und Regeneration

- zur Förderung der persönlichen Entwicklung

- als Begleittherapie bei Infekten, Kopfschmerzen etc.

- bei Belastungen der Wirbelsäule, mag es um einfache Kreuzschmerzen gehen oder um ein akutes Bandscheibenleiden.

- für die Behandlung unserer Gelenke bei Schulter- und Hüftbeschwerden, bei Schmerzen in den Gelenken der Arme und Beine

- wenn bei gesunden Eltern der Kinderwunsch unerfüllt bleibt

- in der Schwangerschaft (Eintritt des Köpfchens in das kleine Becken, Wehenschwäche, vorzeitige Wehen, verzögerte Muttermundöffnung etc.)

- als Hilfe bei Ängsten, Sorgen, psychischer Unausgeglichenheit auf den unterschiedlichsten Ebenen und zu den unterschiedlichsten Themen

- zur Unterstützung und Entlastung bei psychovegetativen Beschwerden.

- nach Schock- und Trauma-Erfahrungen

Behandlungsgrundlagen

Die Behandlungsprinzipien

Für die Behandlung der Chakren sind die ressourcenorientierten Arbeitsprinzipien der Ortho-Bionomy® der beste Zugangsweg. Sie sind effektiv, sie unterstützen die Entfaltung der in uns angelegten individuellen Fähigkeiten und mit ihnen vermeiden wir das Risiko, uns selbst oder einem anderen eine Regulation aufzuzwingen, die nicht gut tut.

1. Das Behandlungsergebnis wird nicht vordefiniert. Es geht nicht darum, etwas zu verändern, damit ein Chakra aktiv wird oder nicht, sich nach rechts oder links dreht, mit seinen Nachbarn kommuniziert oder nicht. Der aktuelle Befund ist vielleicht die bestmögliche Lösung.

2. Keine Handlung darf unangenehm sein, Stress oder gar Angst auslösen. Wenn wir das nicht beachten, werden wir wahrscheinlich nur den Dysstress erhöhen und damit den Körper unproduktiv belasten.

3. Finde eine angenehme Entfernung oder Bewegung für die Patienten. So findet er Entlastung und kann in Ruhe seine Selbstregulation prüfen.

4. Gehe mit dem Organismus und betone das vorgefundene Muster im Chakra. Mit der Betonung wird die Ist-Regulation deutlicher und der Organismus wird überprüfen, ob das wirklich die beste Lösung für die momentane Anforderung ist.

5. Respektiere bei der Selbstbehandlung stets deine eigene Wahrnehmung und als Therapeut die Wahrnehmung deiner Patienten

6. Tue wenig, lass viel geschehen – die Behandlung eines einzelnen Chakra benötigt manchmal nur wenige Sekunden. Wenn der Körper den Reiz verstanden und verarbeitet hat, ist jeder Zusatzreiz nur störend.

7. Als Behandler soll es uns bei der Chakra-Arbeit körperlich und psychisch gut gehen. Wenn wir nicht zu viel von uns verlangen, nicht zu viel an Wahrnehmungsvermögen, nicht zu viel an Verstehen, nicht zu viel an Veränderung, vermeiden wir Stress und Doppelbotschaften.

Vorbereitung und erste Schritte

Wenn wir unsere ersten Erfahrungen mit den Chakren suchen, ihre Wirkungen kennen lernen wollen, lohnt eine kurze Vorbereitung und wenn möglich ein ruhiger äußerer Rahmen.

Der erste Versuch fällt leichter, wenn das eigene Befinden gut ist und wir nicht zu sehr durch aktuelle Beschwerden abgelenkt werden. Natürlich steht es uns offen, den Versuch zu wagen, wenn wir aus einem aktuellen Anlass heraus direkt die Chakra-Arbeit nutzen möchten.

Eine kleine Check-Liste mag bei der Vorbereitung helfen:

- Eher tagsüber als am späten Abend üben, da ist man noch wacher und aufmerksam.

- Nicht mit zu vollem Bauch üben, oder wenn sich Darm oder Blase leicht drängend im Hintergrund melden.

- Außenreize reduzieren – keine Musik, keine Duftlampen - Telefon und Handy ausstellen bzw. weglegen.

- Mit der Umgebung eine ungestörte Viertelstunde vereinbaren. Ein heller, angenehmer Raum unterstützt die Arbeit so, wie eine bequeme Liege- oder Sitzmöglichkeit die Selbstwahrnehmung erleichtert.

- Vergegenwärtigen wir uns die Lage der sieben Haupt-Chakren. Da die Chakren direkt an körperliche Strukturen gebunden sind, ist die anatomische Orientierung sehr wichtig. Die Suche in der falschen anatomischen Lage kann zu verwirrenden Selbstwahrnehmungen und Körperreaktionen führen.

Wurzel	über dem Schoß oder zwischen den Beinen
Unterleib	zwischen Schambein und Nabel
Solarplexus	zwischen Nabel und Brustbeinspitze - gelegentlich als Doppelchakra mit einem oberen und unteren Pol beidseits des Zwerchfells
Herz	Mitte des Brustbeins
Kehlkopf	über dem Kehlkopf
Drittes Auge	Stirnregion
Scheitel / Krone	über dem Scheitel oder in größerem Abstand

In der Regel beginnen wir von der Basis aus mit dem Wurzelchakra. Falls hier keine deutliche Verbindung gelingt, gehen wir einfach weiter zum nächsten Chakra und so fort, bis wir bei einem der Chakren eine klare Wahrnehmung gewinnen.

Danach lohnt es sich, erneut von unten zu beginnen. Nicht selten wird durch die Erstwahrnehmung klarer, worin das Kontakterleben besteht, welche Qualität es auszeichnet. Mit diesem Vorwissen gelingt dann den Kontakt mit Chakren, die uns zuvor wegen mangelnder Zuordnung oder zu geringer Wahrnehmungsdifferenzierung verborgen blieben.

Der Handabstand vom Körper

Erinnern wir uns daran, dass die Chakren an der Körpervorderseite etwa eine Handbreite bis eine Handspanne vom Körper entfernt am klarsten wahrzunehmen sind. Bei großer Energiefülle in einem Chakra haben sensitive Menschen manchmal den Eindruck, die Energie drücke ihre Hand weg, sobald sie mit dem Chakra in Kontakt treten. Das sollte für uns zumindest zu Beginn kein Anlass sein, mit der Hand weiter wegzugehen. Wenn wir uns vorstellen, unsere Hand sei durchlässig wie Glas, können wir meist entspannt im üblichen Abstand verweilen.

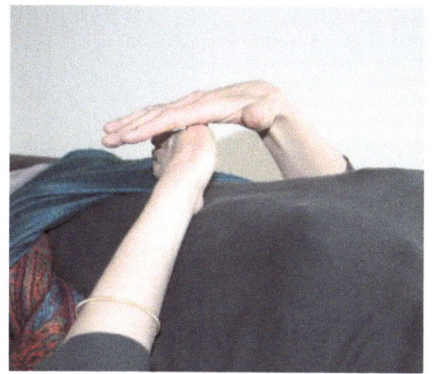 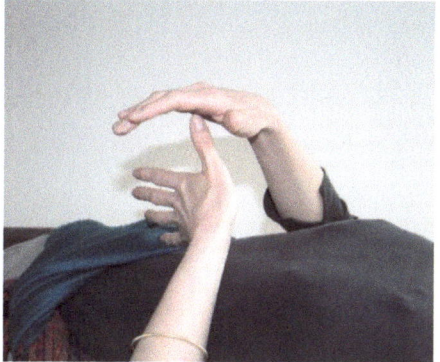

Abb. Kontaktabstand Handbreite   Abb. Kontaktabstand Handspanne

Bei größerem Abstand wird der Befund schnell unklar. Je weiter wir unsere Hand vom Körper entfernen, desto stärker wirkt die Aura als Ganzes – unser energetisches elektromagnetisches Feld - mit ihren ganz eigenen Interaktionsphänomenen auf unsere sensorischen Erfahrungen ein. Die

Chakren sind ein Teil, eine Komponente der Aura. Sie beeinflussen die Aura und stehen in Wechselwirkung mit ihr.

Chakren können durchaus auch aus größeren Abständen wahrgenommen werden. Wegen der physikalisch bedingten geometrischen Überlappung der Felder wird die Wahrnehmung komplexer und es wird schwierig sich zu orientieren und die Befunde zuzuordnen. Energetische Wirkungen der überlappenden Felder können sich wechselseitig verstärken, verdrängen oder zu neuen Informationsqualitäten werden. Deshalb ist es schwierig in einem größeren Abstand isoliert jeweils ein Chakra gezielt anzusprechen und nur mit ihm zu arbeiten.

Die Chakren auf der Rückseite unseres Körpers - über den in der Wirbelsäule gelegenen Wurzeln - mit ihren oft etwas schwächeren Energiefeldern kontaktieren wir in geringerem Abstand von der Wirbelsäule. Gegebenenfalls bietet es sich an, in direktem Körperkontakt mit der Technik „Phase 6 am Körper" von Michaela Wiese mit den Chakrawurzeln zu arbeiten. In diesem Fall verfolgen wir die Drehrichtung rein gedanklich.

Chakren wahrnehmen und behandeln

Wer aktiv mit den Chakren umgehen möchte, muss zunächst seinen eigenen Weg finden, einen realistischen Kontakt mit diesen Energiezentren herzustellen. Er braucht eine sinnvolle und zugleich realistische Wahrnehmung der Chakren. Wenn uns das die ersten Male gelungen ist, werden wir mit etwas Übung rasch sicherer werden. Das Erleben der praktischen Auswirkungen der Arbeit mit den Chakren bestätigt schließlich den Realitätsbezug der eigenen Wahrnehmung.

Da wir kein spezielles Sinnesorgan für Energiewahrnehmungen besitzen, bleibt als gangbare Lösung, die Veränderung des eigenen Befindens oder der Sinneseindrücke in Zusammenhang mit dem Chakra-Kontakt zu registrieren, um sie dann als unsere Lotsen zu nutzen.

Glücklicherweise stehen uns je nach Neigung mehrere Wege der Wahrnehmung offen. Der jeweils gewählte Weg hat dann wieder Auswirkungen auf die Behandlung.

1. Am häufigsten nutze ich in der Praxis zur Anleitung meiner Patienten die Koppelung des energetischen Aspektes der sich drehenden Chakren mit den körperlichen Funktionen und der Körperkoordination. Der Übende muss sich bei dieser Technik nicht abverlangen, irgendwelche Energien zu

spüren. Er darf einfach nur registrieren, welche von zwei Bewegungen ihm leichter fällt oder welche Richtung ihm angenehmer ist.

2. Wem es leicht fällt, Energien zu spüren, kann gerne mit seiner Handfläche ganz bewusst direkten Kontakt mit dem Energiefeld des Chakra aufnehmen. Anders als beim ersten Weg steht die Bewegung etwas im Hintergrund des Erlebens. Das Chakra wird oft als Kugelsegment oder als Polster wahrgenommen, die sich durchaus drehen können.

3. Optisch orientierte Menschen tun sich besonders leicht mit der Visualisierung der Chakrafarben. Die Visualisierung wird unter anderem für eine faszinierende Technik der Chakra-Farbmeditation genutzt.

4. bis 6. Weitere Möglichkeiten sind die Wahrnehmung der Chakren mit Hilfe der Atmung, mit Klangassoziationen oder mit Hilfe der reinen Vorstellung, wobei man nach Belieben ein selbst gewähltes Symbol für jedes Chakra definieren kann.

1. Wahrnehmen über die Bewegung und die Form

Der Einstieg in die Chakrawahrnehmung

Erfahrungsgemäß finden die meisten Menschen am leichtesten zu einer Wahrnehmung der Chakren über die Form und die Bewegung. Das Merkmal des Sich-Drehens der Chakren nutzen wir, um mit unseren Chakren Kontakt aufzunehmen, um ihre Besonderheiten wahrzunehmen, um mit ihnen zu arbeiten. Der Ausgangspunkt dieses Vorgehens ist die Überlegung, dass die sich drehende Energie sowohl unsere körperliche Koordination wie auch unser Befinden beeinflusst.

Die Kontaktaufnahme ist im Stehen, Sitzen wie im Liegen möglich. Als Erstes rufen wir uns die genaue Lage der Chakren in Erinnerung. Anfangs kann es nützlich sein, die eigenen Bewegungen in einem Spiegel zu verfolgen. Mit der direkten Blickkontrolle fällt es leichter, sich den Mittelpunkt des jeweiligen Chakra, die Achse des Rades, vorzustellen. Außerdem bemerkt man schneller, wenn sich andere Bewegungen entwickeln als eine Kreisform oder dass man immer wieder in eine Richtung abzuweichen beginnt. Auch dieses Abweichen ist eine Besonderheit, vor allem wenn es in der Gegenrichtung nicht geschieht.

Wir stehen, sitzen oder liegen auf einer bequemen Unterlage. Wir beginnen, ohne eine dramatische Wahrnehmung zu erwarten. Praktisch niemand „sieht" die Chakren. Die direkte Energiewahrnehmung des energetischen Feldes bedarf meist viel Übung, bis sie zuverlässig gelingt. Darum beginnen wir mit einem einfachen Orientierungsmaßstab. Es ist unsere Körperkoordination in Bezug zur Funktion der Chakren.

Ich lade dazu ein, alle Wahrnehmungen, jede Änderung in und an sich selber, so ernst zu nehmen wie die Prinzessin im Märchen der Prinzessin auf der Erbse, die eine trockene Erbse durch viele Matratzen hindurch unangenehm drückte. Es geht um kleinste Veränderungen in unserer Befindlichkeit, unserem „So-Sein", die im Zusammenhang mit dem Chakra-Kontakt auftreten. Wir können diese Veränderungen durch Wiederholung und mögliche Unterschiede im Bewegungsfluss durch ein Kreisen der Hand in die Gegenrichtung überprüfen. Wenn unsere neuen Sinneseindrücke wiederholt als konstantes Muster auftauchen, dürfen wir darauf vertrauen, dass wir einen wirksamen Kontakt zu dem Chakra aufgebaut haben.

Prüfung mit Hilfe einer zweiten Person

Wir können selbst oder - was in meiner Praxis natürlich häufig vorkommt - mit Hilfe einer anderen Person den Kontakt aufnehmen. Als anleitender Arzt helfe ich dem Patienten seine Chakren wahrzunehmen. Die Unterstützung einer anderen Person kann sehr hilfreich sein, wenn wir uns der eigenen Wahrnehmungen nicht ganz sicher sind. Beide Male ist der Handabstand identisch. Nur überlassen wir jetzt unsere Hand der Person, die uns hilft. Sie führt die Bewegungen aus, trägt unsere Hand beim Kreisen über den Chakramittelpunkten.

Manchmal spürt ein unbefangener oder ein geschulter Helfer schneller als wir selber, ob die Bewegung in eine Richtung fließender, leichter, harmonischer, kreisförmiger etc. abläuft als in die Gegenrichtung. Der Partner soll seine Wahrnehmung mit eigenen Worten beschreiben, damit wir uns gegebenenfalls eine Vorstellung machen können. Anschließend wiederholen wir die Bewegung in beide Richtungen, spüren nach, ob die Beschreibung unseres Helfers für uns nachvollziehbar ist. Wenn wir unsere Wahrnehmung in eigene Worte fassen, verankern wir innerlich die Qualität der Unterschiede besser und schulen unsere eigenen Fähigkeiten zur Differenzierung. Nicht selten beschreiben zwei Menschen im Grunde analoge Wahrnehmungen mit unterschiedlichen Worten.

Die Dreh-Richtung des Chakra wahrnehmen

Damals, an jenem Sommerabend im Schweizer Jura hatte ich Dank Arthur Pauls das erste Mal eine Behandlung unter Einbeziehung von Chakren miterleben dürfen. Für Pauls waren die Energiefelder der Chakren ein ganz selbstverständliches Hilfsmittel und ohne weiteres spürbar. Wieviel Übung es für ihn bedurft hatte, bis sein Gespür für Energien so weit geschult war, das hatte ich mir damals noch nicht klar gemacht. In der Folge begann ich - nicht ohne innere Widerstände - mit den Chakren zu experimentieren, so wie ich es im Kapitel >Die energetische Wahrnehmung der Chakren< beschrieben habe.

Die Literatur, die mir in die Hände fiel, berichtete vom „Sich-Drehen" der Chakren. Dazu gab es den angeblich idealen Wechsel der Drehrichtungen in der aufsteigenden Folge der Chakren. Ein Chakra dreht nach links, das nächste Chakra nach rechts und so fort. Dieser Wechsel gleicht der Bewegung von Zahnrädern, die gegenläufig ineinander greifen.

Schließlich war ich mir einigermaßen sicher, konnte die Chakren als Energiefelder spüren, die großen Kugelfeldern oder Kugelsegmenten ähnelten. Manchmal begann meine Hand unmerklich von alleine über der Mitte eines Chakra zu kreisen. In Erinnerung an die Literaturangaben begann ich systematisch mit dem Drehen der Chakren zu experimentieren.

Die Ergebnisse waren erstaunlich und hatten weitreichende Konsequenzen. Die Drehrichtung des Chakra nimmt eindeutig Einfluss auf den Bewegungsfluss und die Koordination meiner kreisenden Hand! Dabei verändert in der jeweiligen Situation einmal mehr die Hand, dann das Handgelenk oder die Schulter die Bewegung. Manchmal spüre ich, wie sich meine Atmung ändert, es mir flau oder wohler wird, mein Kopf sich vernebelter oder klarer anfühlt oder ein Druck im Bauch entsteht. Diese Erfahrungen führten zur neuen Definition des Chakra als Energiezentrum, das die Struktur unseres Körpers, seine Funktion und die soziale und emotionale Interaktion koordiniert, alles miteinander abstimmt.

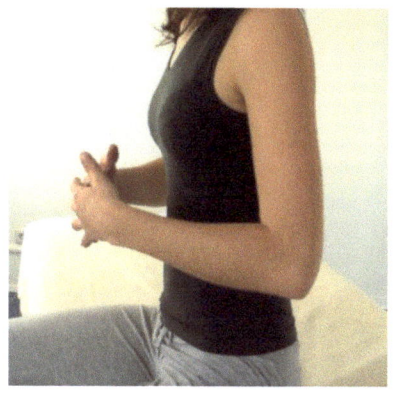 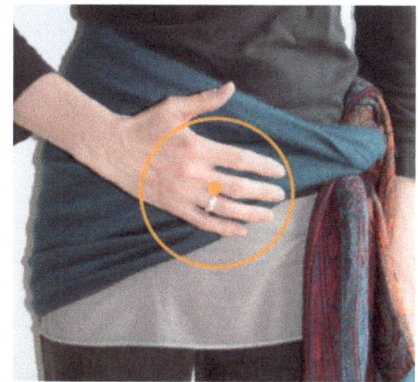

Abb. Kontaktnahme Solarplexuschakra Kreisen über dem Unterleibchakra

Diese Versuche eröffneten mir endlich einen Weg, die Patienten und die Seminarteilnehmer rascher und einfacher an die Wahrnehmung der Chakren heranzuführen. War früher die Antwort auf die Frage „Wie können wir die Richtung der Drehung eines Chakra wahrnehmen?" ein manchmal mühsames, von Zweifeln begleitetes Unterfangen, so wurde sie über die Körperwahrnehmung fast spielerisch zugänglich.

Die Antwort liegt im Nachspüren, wie sich die Koppelung der Energie des Chakra mit der körperlichen Funktion unserer Hand und unseres Armes auswirkt. Das Kreisen der Hand fällt immer dann leichter, wenn es in der gleichen Richtung erfolgt, wie das Chakra sich dreht. Ausschlaggebend ist allerdings, dass wir die Richtungsprüfung bewusst durchführen mit der Absicht, mit dem Chakra in Kontakt zu treten. Erst die Absicht, der mentale Fokus auf das Chakra-Thema aktiviert die Koppelung, macht sie wirksam, verstärkt sie. Sie greift spürbar in das vielfältige körperliche Regulationsgeschehen ein.

Beim Erleben einer freien von der Rotation des Chakra unterstützten Kreisbewegung fallen uns Worte ein wie: „frei, harmonisch, leicht, rund, warm, locker, fließend, einfach, wie von alleine, witziges Gefühl, tut irgendwie gut......"

Sobald es gegen die Drehrichtung des Chakra geht, wählen wir deutlich andere Beschreibungen wie: „zäh, wie gegen einen Brei, ruckelig, unrund, weicht aus, kratzig, fühlt sich doof an, verwirrend, anstrengend, die Hand wird so schwer, lass doch mal locker....."

Bei der Arbeit mit einer anderen Person ist unser Messinstrument die Fühlhand über dem Chakra. Wir beginnen unsere geöffnete flache Hand im Uhrzeigersinn und dann im Gegenuhrzeigersinn parallel zur Köperoberfläche um den Mittelpunkt des Chakra kreisen zu lassen.

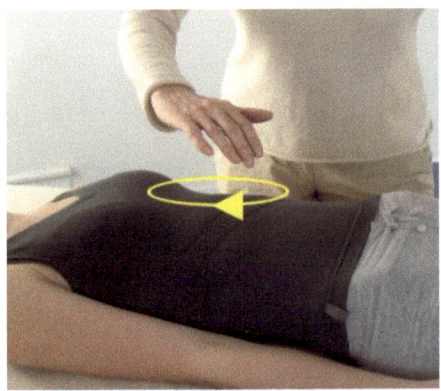

Abb. Hand weich über dem Solarplexuschakra kreisen lassen

Dabei registrieren wir wieder genau, wie die Bewegung der Hand jeweils läuft. Fällt die Bewegung in beide Richtungen gleich leicht? Hakt es beim Kreisen im gesamten Kreis oder in Anteilen davon im Handgelenk, im Ellbogen oder in der Schulter? Wird der Arm müde oder fühlen wir uns bei der Bewegung ungemütlich? Gibt es ein Stocken in einer Richtung, während die Bewegung in der Gegenrichtung locker fließt? Wie fühlt sich die Körperregion unter der Hand bei der Drehbewegung? Gibt es vielleicht einen Druck im Bauch, leichten Schwindel oder Kreislaufreaktionen wie ein leichtes Herzklopfen? Verändert sich unser Befinden ganz allgemein? Ändert sich das Tempo der Atemzüge? Fließt der Atem leichter oder ist der Brustkorb enger?

Wenn wir uns diese Fragen stellen, sollten wir uns immer bewusst sein, dass es sich um ganz feine Änderungen unserer Wahrnehmung handelt, die wir anfangs nicht immer klar zuordnen können. Ich vergleiche das gerne mit einem Waldspaziergang, bei dem wir mit einem erfahrenen Pilzsucher in den Wald gehen. Obwohl unsere Augen scharf sind, sehen wir und finden wir viel weniger der erhofften Pilze als der erfahrene Sammler. Mit Übung und Anleitung wird unsere Trefferquote bei der Chakra-Arbeit ebenso wie beim Pilzsammeln besser werden.

Im nächsten Durchgang bewegen wir die Hand in die Gegenrichtung. Fühlt es sich genau so an wie beim ersten Mal? Fallen beide Bewegungsrichtungen gleich leicht oder schwer? Ist der Bewegungsfluss identisch?

Patienten, die unsicher sind, was sie spüren sollen, melden mir selbstkritisch zurück, dass sie gar nichts spüren. Ihnen stelle ich meine meist erhellende Standardfrage: „Spüren Sie auf die gleiche Art nichts?" Fast alle stutzen dann, lachen, schütteln den Kopf und antworten verwundert: „Nein ich spüre tatsächlich auf eine andere Art Nichts!" Voilà, damit haben wir schon gewonnen. Jetzt gilt es nur noch die Unterschiede herauszuarbeiten.

Mit den ersten unterscheidbaren Wahrnehmungen melden sich nicht selten wieder einmal die „vernünftigen" Zweifel. Da geht es uns nicht besser als unseren Patienten wie den Übungspartnern. „Na ja, ich bin halt Rechtshänder / Linkshänder, deswegen ist die Richtung nach rechts leichter." "Langsam wird mein Arm ein bisschen müde, deswegen fällt es mir jetzt nach links ein wenig schwerer."

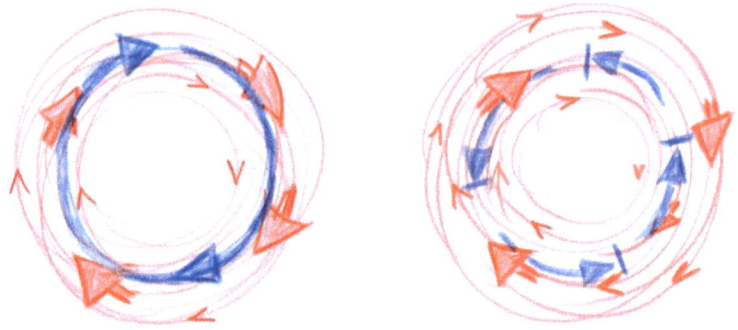

Graphik1: flüssige Bewegung gleichgerichtet zur Drehrichtung (Chakrabewegung blau, Handbewegung rot) Graphik 2: stockende Bewegung bei Bewegen gegen die Drehrichtung des Chakra (Chakra blau, Handbewegung rot)

Das Erstaunen ist groß, wenn der Arm bei der Drehung in der Vorzugsrichtung plötzlich nicht mehr müde ist oder bei einem anderen Chakra die Drehung in die Gegenrichtung leichter fällt. Unsere Händigkeit hat sich schließlich in der Zwischenzeit nicht verändert. Also darf die Änderung der Koordination doch in Abhängigkeit vom Kontakt mit dem Chakra gesehen werden. Mit den ersten positiven Erfahrungen wächst das Zutrauen meiner Patienten in die eigenen Fähigkeiten. Ihr Zweifel verfliegt und weicht ihrer Neugier auf weitere energetische Erlebnisse.

Manchmal überraschen uns unerwartet deutliche körperliche und psychische Reaktionen. Da kann das Schultergelenk schmerzen, wenn wir gegen die Vorzugsrichtung drehen. Ein andermal wird man unvermutet und ohne Grund unwirsch und ärgerlich. Die Bewegung fühlt sich „einfach doof" an. Man hat schlagartig keine Freude mehr an dem Experiment und möchte nur noch aufhören. Merkwürdige Stimmungen und Erinnerungen treten zutage. Auch diese Reaktionen sollten wir wertschätzen. Sie weisen darauf hin, dass das Chakra möglicherweise auf emotionale oder soziale Stressbelastung reagiert und das „gegen den Strich bürsten" der Flussrichtung dementsprechend mit einer abwehrenden Emotion beantwortet wird. Es lohnt sich, sich ein wenig Zeit zu nehmen, darüber nachzudenken, was in den letzten Tagen geschehen ist und ob unsere Gefühle vielleicht mit einem der Themen zu tun haben, mit denen das eben geprüfte Chakra in besonderer Beziehung steht.

Eingangs haben wir über die Theorie der idealen Wechsel der Drehrichtungen in der aufsteigenden Folge der Chakren gesprochen. Das mag es geben. Tatsächlich erleben wir oft Abweichungen von dieser Norm. Das ist weder gut noch schlecht, sondern drückt schlicht die aktuelle energetische Selbstorganisation aus.

Für die jeweilige Selbstregulation gibt es immer gute Gründe, die wir im Einzelnen nicht verstehen müssen. Wir registrieren bloß, dass sich benachbarte Räder nacheinander in die gleiche oder in abwechselnde Richtungen drehen. In jedem Chakra sind stets beide Drehrichtungen gleichzeitig präsent. Nur dominiert fast immer eine Richtung.

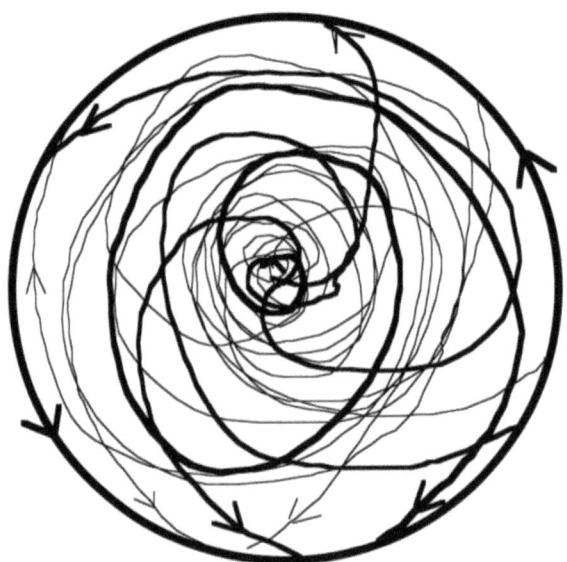

Abb. Wirbelfeld aus der Chakramitte mit Dominanz im Gegenuhrzeigersinn

Jederzeit sind Richtungswechsel möglich. Der Richtungswechsel spielt für unsere Arbeit mit den Chakren in der Regel keine Rolle. Wir betonen wie immer die jeweils aktuelle Vorzugsrichtung. Die Drehrichtung kann bei mehreren Kontaktaufnahmen nacheinander konstant sein und dann irgendwann in die Gegenrichtung umschlagen.

Die Behandlung des Chakra mittels seiner aktuellen Drehbewegung ist einfach. Wir prüfen beide Drehrichtungen und finden die Richtung heraus, in der unsere Hand leichter und angenehmer läuft und unterstützen das Chakra, indem wir seine Vorzugsrichtung akzentuieren. Dazu begleiten wir die angenehme Richtung der Rotation über drei bis vier Umdrehungen. Da es zu jeder Drehwahrnehmung immer eine unterlagerte Gegendrehung gibt - so wie einen Spin und den Gegenspin von Elektronen im Atomkern (siehe Abbildung) - muss die Präferenzrichtung nicht immer ganz klar sein. Das ist kein Problem. In diesem Fall wählen wir nach bestem Gutdünken eine der beiden Richtungen und lassen unsere Hand kreisen. Wenn wir richtig liegen, fühlt sich dieses Kreisen weiterhin gut an. Sollte doch die andere Richtung die für das Chakra nützlichere sein, so wird die Handbewegung in die falsche Richtung zunehmend langweiliger, nichtssagender oder zuletzt sogar richtig mühsam. Das ist ein wichtiger Klärungsprozess. Wir wissen jetzt, dass die Gegenrichtung gewünscht ist, und unterstützen diese mit einigen Kreisbewegungen in die angenehmere Richtung. Ich empfehle einige Male am Tag die Behandlung zu wiederholen. Da der Aufwand minimal ist, dürfen wir uns diese Unterstützung unserer Selbstorganisation gerne mehrfach gönnen.

Die Kriterien Form, Umfang und Geschwindigkeit

Das Kriterium der Drehrichtung führt rasch über zu den Kriterien der Form und der Geschwindigkeit. Erregung und Aktivierung in einem Chakra gehen oft mit einer höheren Geschwindigkeit des Umlaufs einher. Entspannung ist eher begleitet von einem gelassenen, ruhigen Kreisen. Eine entspannte kreisförmige Bewegung im Fluss der Energie führt zu einer angenehmen harmonischen Bewegungserfahrung. Hohe, hektisch wirkende Geschwindigkeiten führen eher zu exzentrischen Verläufen oder abgeflachten ovalen Bahnen anstelle der idealen Kreisbahn. Allerdings finden wir diese Formen auch bei unauffälligem Tempo.

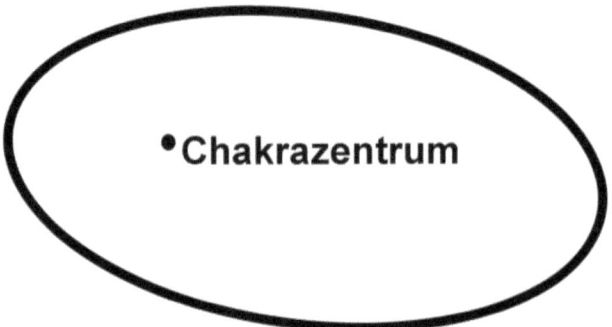

Abb. abgeflachtes exzentrisches Chakra

Eckig oder anderweitig asymmetrisch werden Bewegungen, die ganz sicher gegenläufig zur Chakrarichtung ausgeführt werden. Wenn wir auf energetischer Ebene sehr verwirrt sind, laufen beide Richtungen unrund. Praktisch immer ist eine Richtung mehr davon betroffen als die andere.

Unsere Behandlungsrichtung ist die Richtung, die mehr einer idealen Kreisbahn ähnelt, besser noch die Richtung, die sich angenehmer anfühlt.

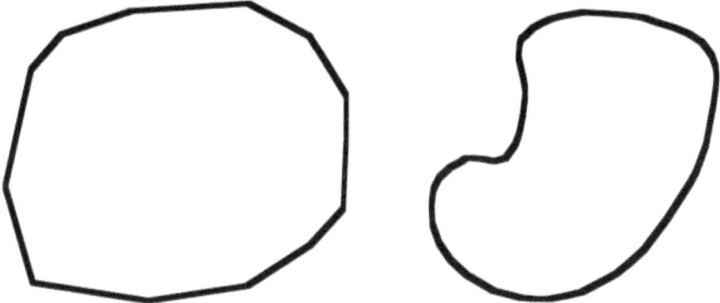

Abb. Rotation eckig-hakend u. mit Aussparung in einer kreisähnlichen Form

Nun wird es Zeit, noch auf die unterschiedlichen Umfänge der Kreisbahnen und auf wechselnde Richtungen auf unterschiedlichen Kreisradien hinweisen. Für die Behandlung ist die Tatsache eines großen oder kleinen Umfanges nicht so bedeutsam. Groß ist jedenfalls nicht gleichzusetzen mit viel Energie im Chakra, ebenso wenig wie klein wenig Energie bedeutet.

Vielleicht sagt die Ausdehnung etwas aus über die Funktion des Chakra. Wenn ein Mensch für sein Chakra einen großen Raum, einen großen Umfang bevorzugt, so kann das bedeuten, dass diese Person über dieses Chakra ein größeres Umfeld ansprechen will oder mit einem größeren Umfeld umgehen muss. Das Chakra des Kehlkopfs mag bei einem Vortrag oder vor einer Schulklasse einen größeren Radius aufweisen als in einem intensiven Einzelgespräch. Dabei kann es durchaus sein, dass für das schwierige Einzelgespräch mehr Energie aufgewandt werden muss und deswegen die Energiedichte im kleinen Chakra größer ist als in dem weiten. Im sozial vertrauten Umfeld des Freundeskreises könnte ein Unterleib- oder ein Wurzelchakra sich öffnen und groß ausgeprägt sein, weil ich die intensiven Wechselwirkungen mit meiner Umgebung mag. In anderer Lage werden sich meine Chakren klein und konzentriert darstellen als Ausdruck des Bedürfnisses, sich gegen zu viele Außenreize abzuschotten. Sie stehen so für die Sicherung meines persönlichen Intimraumes zur Verfügung.

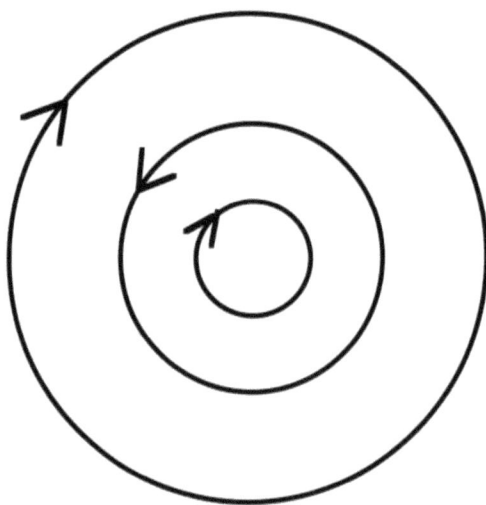

Abb. kleine und große Radien in wechselnder Richtung

Große und kleine Radien sind ein Bild für den Aufbau des Chakrafeldes in Schichten. Diese Schichtbildung erleben wir auch in der Aura. Abends in Dunkelheit an einem fremden Ort sind unsere energetischen Antennen viel weiter ausgestreckt als tags am vertrauten Arbeitsplatz. Je nach Bedarf lenken wir mehr Aufmerksamkeit und Kraft in Schichten unterschiedlicher

Entfernung. Darum können wir auch die Chakren in Schichten wahrnehmen. Interessanterweise kann dabei jede Schicht eine andere Vorzugsrichtung aufweisen, ein Ausdruck dafür, dass immer beide Richtungen präsent sind. Wir begleiten auf jedem Umfang die angenehme Richtung unabhängig davon, ob sich die Richtung auf den verschiedenen Kreisbahnen ändert.

Formvariationen können Ausdruck besonderer Belastungen bzw. Anforderungen auf der Chakra-Ebene sein oder als Zeichen gewertet werden, dass die eingeschlagene Richtung nicht stimmt. Die häufigste Variante sind das Oval und Tempovarianten. Dabei stellen wir fest, dass die Kreisbewegung in einer Richtung relativ kreisförmig abläuft, während bei der Drehung in die Gegenrichtung die Form immer mehr „eiert", stockt, schier aus der Kurve fliegt und sich der Form einem Oval annähert.

2. Das Chakra als energetische Struktur

Die Kontaktaufnahme und die Arbeit mit den Chakren unter Nutzung der Radstruktur haben wir im letzten Kapitel ausführlich besprochen. Arthur Pauls und Kathy Kain hatten uns ja ursprünglich ausschließlich eine Technik gezeigt, bei der wir mit den Händen den energetischen Kontakt suchen, um dann mit dem schwingenden oder vibrierenden Energiefeld des Chakra zu arbeiten. Diese Technik erschließt sich nicht so schnell wie die Arbeit mit der kreisenden Bewegung des Rades in seiner Koppelung mit dem Körper. Beide Vorgehensweisen können kein vollständiger Ersatz für die jeweils andere Technik sein. Beide erschließen jeweils andere Möglichkeiten. Die Technik über die Berührung des Energiefeldes als Raumstruktur eignet sich besonders gut für das wechselseitige Stärken der Chakren und bei komplexen psychosomatischen Zusammenhängen.

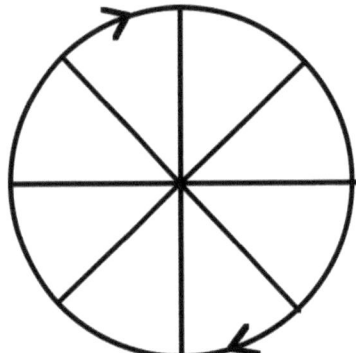 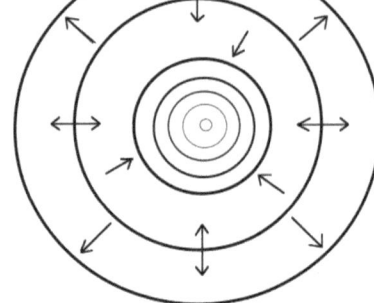

Abb. Rad   Abb. Schwingung

Aktivierung der Handwahrnehmung

Zur Vorbereitung reiben wir die Fingernägel und Handflächen aneinander um unsere Sensibilität zu erhöhen. Wenn wir die Handflächen voneinander entfernen und wieder annähern, ändert sich unsere Wahrnehmung des Raumes zwischen den Händen in der Dichte, der Temperatur, der kribbeligen Spannung und so weiter. Wer sich nicht sicher ist, kann die Übung in einer Variante wiederholen. Zunächst führen wir die Hände direkt aufeinander zu, dann parallel deutlich versetzt aneinander vorbei. Im unterschiedlichen Empfinden beider Abläufe wird deutlicher, wie sich der energetische Kontakt im Gegensatz zum Nicht-Kontakt anfühlt. Diese feine Wahrnehmung gilt es so lange zu üben, bis wir sie sicher zuordnen können. Jetzt nähern wir eine geöffnete Hand mit der Handfläche dem Körper an und achten im Abstand von einer bis zwei Handbreiten darauf, ob sich in diesem Abstandes etwas in unserer Kontakt- oder Selbst-Wahrnehmung ändert. Die Änderung kann bereits in einem größeren Abstand spürbar werden, ist dann aber schwerer zuzuordnen. Wir stellen uns vor, unsere Hand sei durchlässig, lassen sie sinken bis zum nächsten Kontakt.

Den energetischen Kontakt mit einem Chakra zu spüren erlernen, ist für uns eine neue Fertigkeit. Wie immer erfordert das Erlernen einer neuen Fähigkeit Übung. Zu Beginn streichen wir mit der Hand langsam mit gleichmäßigem Handabstand vom Körper über alle Chakren. Unsere Hand ist dabei nicht straff gespannt, sondern wir halten sie weich und locker. Odile Ciny, die Lebenspartnerin von Arthur Pauls, bot als Unterstützung einmal das Bild von langen Algen an, die sich sanft in der Strömung des Wassers wiegen. So weich und elastisch, bereit auf Strömungen zu reagieren, sollten sich unsere Hände über den Energiefeldern bewegen.

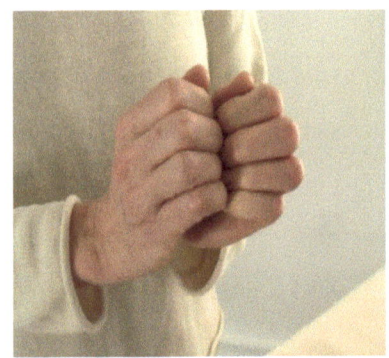 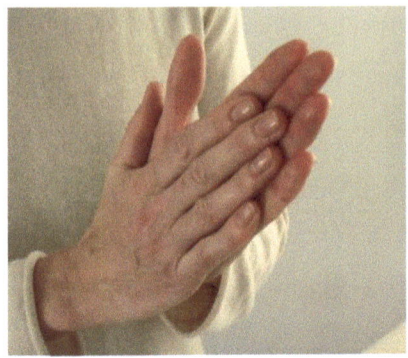

Abb. Aktivierung Energiewahrnehmung - Reiben Fingernägel und Hände

Da die Energie der Chakren nie völlig gleich intensiv präsent sein wird, kann es sein, dass sich unsere Handfläche über einem Chakra unbestimmt anders anfühlt als über den anderen Chakren. Dieses „irgendwie anders" ist das erste Zeichen unserer neuen Energiewahrnehmung. Es geht darum unsere veränderte Wahrnehmung an der Handfläche möglichst präzise zu beschreiben, sie in klare Worte zu fassen.

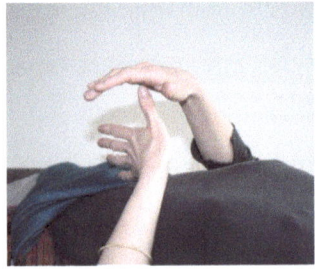 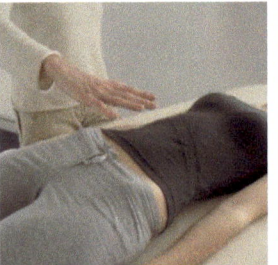 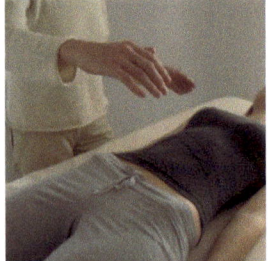

Abb. Im Abstand Handbreite - Handspanne, Kontaktaufnahme mit weicher Hand

Sobald es uns gelingt, den Kontakt wahrzunehmen und seine Qualität zu benennen - als Zug, Druck, Wärme, Kühle, als ein Gefühl wie ein Windhauch, als Prickeln, Spannung oder Entspannung im eigenen Körper oder was auch immer, werden wir die Energie klarer und intensiver erleben. Das kann so stark werden, dass sie uns schier die Hand wegzudrücken scheint. In dieser Situation geben wir dem Druck nach, geben den Feldern Raum, um zu spüren, wie weit von der Körperoberfläche entfernt wir das Chakra noch wahrnehmen.

Anschließend nähern wir uns achtsam wieder im anfänglichen Abstand. Falls sich erneut das Gefühl eines Wegdrückens einstellt, erlauben wir uns die Vorstellung, unsere Kontakthand sei für die Energie durchlässig wie Glas für Lichtstrahlen. Mit diesem Bild im Fokus kann die Chakraenergie sich ungehindert durch unsere Hand hindurch ausbreiten. Indem wir spielerisch den Abstand zum Körper ändern, erleben wir in kleinen Schritten, wie differenziert die Wahrnehmung der Veränderungen im Kontakt, in der Nähe und in der Ferne des Chakra spürbar wird.

Behandlung eines Chakra über die Nachbarfelder

Nach dem ersten Energiekontakt wandere ich mit der Hand aufmerksam nacheinander über das Wurzel-, das Unterleibs- und das Solarplexuschakra hoch bis zum Scheitel. Gibt es über den Chakren Unterschiede? Wenn ja, wie nehme ich die Unterschiede wahr? Die energetischen Felder zweier Menschen, die sich begegnen, treten automatisch in Wechselwirkung zueinander. Das gilt auch für den bewussten Kontakt mit sich selber. Die gelenkte Achtsamkeit über unsere Hand führt zu Veränderungen in der Region unter der Hand. Für unsere bewusst durch Selbstwahrnehmung eingeleitete körperliche Reaktion gibt es viele Anwendungen. Im Sport nutzen wir vom Skifahren, über das Golfen bis hin zur Leichtathletik diesen Mechanismus zur Anbahnung eines Bewegungsablaufes. Kampfkünste, Meditationen und Entspannungstechniken z.B das autogene Training kennen die Wirkung der gelenkten Vorstellungskraft. Genau so wirken das Spüren und Bewusstmachen etwaiger Unterschiede im Kontakt mit den Chakren als regulativer Reiz auf den Körper. Unser bewusstes Wahrnehmen löst Verstehen im Chakra aus. Das kann als Unterstützung der Selbstregulation völlig genügen. Bei sehr großen Unterschieden in der Präsenz, der Fülle oder Leere eines Chakra stehen uns weitere Möglichkeiten offen, die Chakren zu unterstützen.

Nehmen wir an, ein Unterleibchakra sei aktuell wenig präsent. Ich lege eine Hand auf das benachbarte Solarplexus- oder das Herzchakra und die andere Hand auf das Wurzelchakra. Ich beobachte, spüre, fühle, ob der angenehme Abstand der beiden Hände zum Körper hin gleich weit oder sehr unterschiedlich ist. Jetzt stelle ich mir eine Verbindung zwischen beiden Händen vor, über die Chakrenwurzeln, das Rückenmark und die Kundalini-Energie, die alle Chakren verbindet und nährt. Wieder unterstütze ich die Ressourcen. Das Wurzel- und Solarplexuschakra realisieren sich ohne Schwierigkeit. Indem ich die Verbindung zwischen den beiden kräftigen Chakren in ihrem Verhältnis zueinander unterstütze und betone, stärke ich die Energie der ganzen Region. Davon profitiert das dazwischen liegende Chakra. Chakren sind als Regulationssysteme sehr veränderlich und darum im Vergleich miteinander höchst selten völlig gleich ausgeprägt. In der Abbildung ist die Wurzel kräftiger präsent als der Solarplexus. Darum spüre ich dieses Chakra eher in der Annäherung als das Solarplexuschakra. Um das Muster zu betonen, nähere ich die Hand über dem Oberbauch etwas an und gebe der Hand über dem Schoß mehr Raum. Das kleinere oder dichtere Chakra wird von mir noch weiter komprimiert und dem weiträumigen mehr Raum gegeben. Wenn die Verbindung über die Kundalini-Energie klar ist, habe ich den Eindruck, dass beim Annähern der Hand über dem Oberbauch die Hand über dem Schoß etwas weggedrückt wird. Das Gefühl ähnelt dem Hin- und Herschieben von Flüssigkeiten durch kommunizierende Rohre in Ausdehnungsgefäßen. Wenn ich das Muster Klein-Groß etwas überzeichne, kommt es meist zu einer Gegenreaktion. Die Energie will jetzt umgekehrt von der Wurzel zum Solarplexus fließen, dessen Chakra sich jetzt ausdehnt. In der Ortho-Bionomy nennen wir diesen spontanen Impuls, hin- und herzuschwingen, den Balance-Reflex.

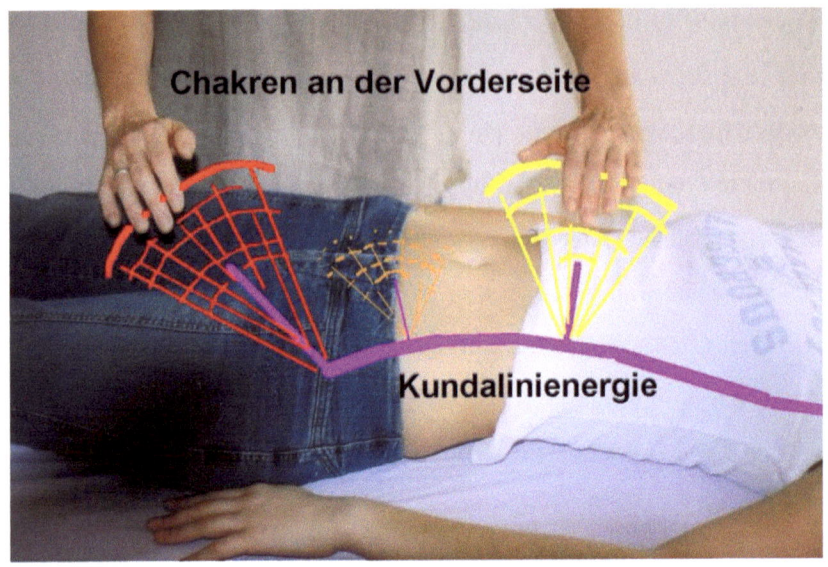

Abb. Stärken des Unterleibschakra durch Verbinden von Wurzel und Solarplexus

Zwei bis drei Male wiederhole ich diesen Vorgang. Das gibt der Energie Raum, Rhythmus und Sicherheit, immer deutlicher über die verbindende Kundalini hin- und herzufließen, energetisch eine klare Verbindung zwischen beiden Händen aufzubauen.

Wenn sich unter beiden Händen das jeweilige Gefühl wie Raumentfaltung, Druck, Wärme, Vibration stimmig anfühlt, nehme ich die Hände gleichzeitig langsam weg. Der Energiefluss und Informationsaustausch zwischen beiden Händen kann das dazwischen liegende Chakra anregen, sich in den Fluss der Kundalini-Energie einzuklinken und belebter werden. Wenn mich interessiert, ob Änderungen eingetreten sind kann ich zum Abschluss noch einmal Kontakt mit dem Unterleib Chakra aufnehmen.

Der „Energiespringbrunnen"

Gelegentlich finden wir große Präsenzunterschiede mehrerer Chakren. Die Patienten fühlen sich gestresst. Das Stressgefühl tritt insbesondere dann ein, wenn die energetische Präsenz in den oberen Chakren überwiegt. Die Menschen werden im wahrsten Sine des Wortes kopflastig. Ihnen brummt der Kopf, „platzt der Schädel". Ihr Alltag bringt es mit sich, dass sie ihre ganze Energie vorwiegend nach oben in die Kopfzentren leiten. Noch mehr Energiefülle in diesen Chakren tut ihnen nicht wohl.

An dieser Stelle führt uns eine Zusatzüberlegung weiter. Was geschieht, wenn die Kundalini mehr oder andauernder Energie nach oben leitet? Der natürliche Ausgleich erfolgt über das Abfließen der Energie an der Außenseite der menschlichen Aura, um dann an der Basis wieder in die Wurzel zurückzukehren. Der Ablauf des Strömens ähnelt einem Springbrunnen oder dem magnetischen Feld eines Stabmagneten. Analog zur Drehrichtung eines Chakra, die immer in beide Richtungen möglich, ist kann der Energiefluss über die Aura sowohl fuß- wie kopfwärts fließen.

Wenn wir kopflastig sind, unter einem Brummschädel leiden, können wir uns Gutes tun, indem wir mit einer oder beiden Händen den Energiefluss vom Kopf noch oben außen und dann hinunter zur Wurzel begleiten und den Fluss durch das Streichen unterstützen. Manchmal fühlt sich dieses Streichen / Energiebegleiten zur Krone und dann nach außen hin nicht gut an. Dann begleiten wir die Energie in die umgekehrte Richtung.

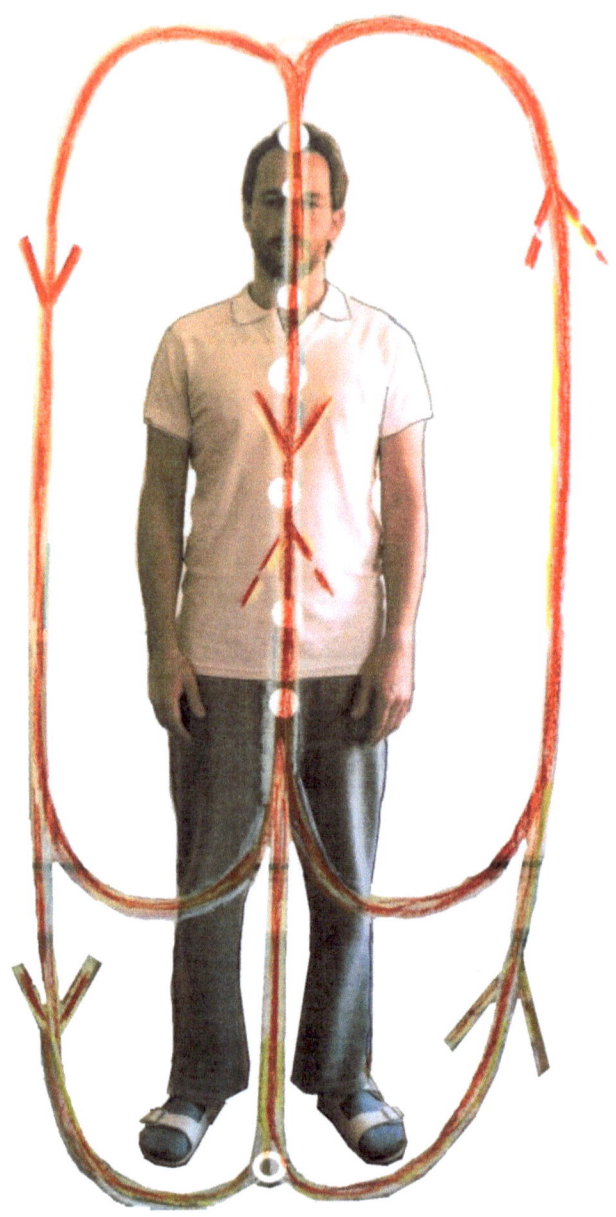

Abb. Der „Energiespringbrunnen"

Bei Belastung und Energiestau im Kopf kann die Energiearbeit am Kopf und Hals unangenehm sein. Dann beginnen wir weiter fußwärts auf- oder absteigend mit der Region zwischen der Wurzel und dem Herzchakra.

Wenn sich das Energiestreichen vom Herzen zur Wurzel hin gut anfühlt, begleiten wir die Energie bis zum Beckenboden und lassen sie außen bis auf Herzhöhe steigen, um sie dort wieder zur Mitte und nach unten zu begleiten. Durch das kreisende Auf- und Absteigen der Energie in den unteren Zonen unterstützen wir den Fluss der Energie als Ganzes. Das Steigen und Fallen der Energie, ihr Kreisen und Fließen wird über längere Strecken immer leichter fallen. Wir fühlen uns gestärkt, sind danach anpassungsfähiger, frischer, belebter und stabiler.

Die „Flaschenbürstentechnik"

Zur Abrundung der Behandlung können wir nachdem der Fluss der Kundalinienergie angeregt wurde die „Flaschenbürstentechnik" anbieten. Dazu ruht eine Hand auf dem Kronenchakra, die andere auf dem Wurzelchakra. Sobald sich ein Verbindungsgefühl zwischen den beiden Händen eingestellt hat werden die beiden Chakren zu schwingen beginnen. Wir begleiten und unterstützen dieses hin und her Schwingen mit dem Fokus auf dem Energiefluss im Rückenmark. Diese Bewegung ähnelt der Bewegung beim Reinigen einer Flasche mit einer Bürste. Von diesem Bewegungsmuster stammt der Name der Technik.

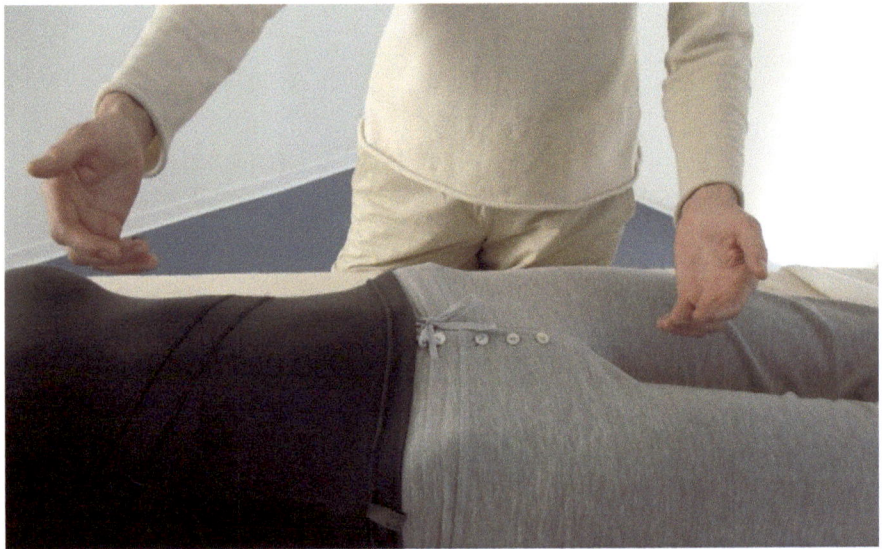

Abb. Vorbereitung der „Flaschenbürstentechnik" → die rechte Hand wandert zum Kronenchakra, die linke verweilt über dem Wurzelchakra

3. Chakren als Kombination von Kugel und Rad

Chakren sind räumlich angeordnete Energiefelder. Die gleichmäßigste Form der Energie ist die Kugel. Alle Formvariationen sind möglich.

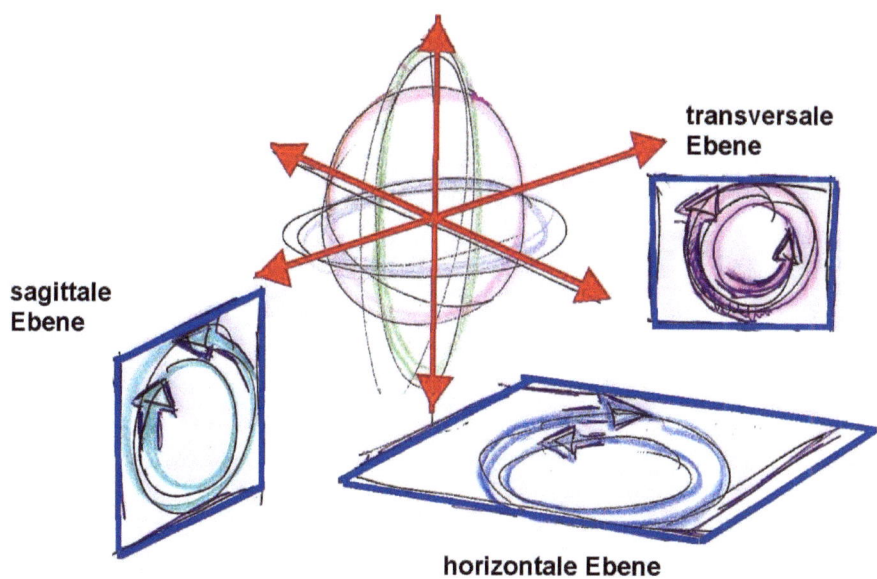

Abb. die drei Ebenen des Kugelraumes

Die ideale Kugelform finden wir vor allem an den Gelenken der Arme und Beine. Jeder Kugel wird definiert durch drei Ebenen (Vertikale, Horizontale und Transversale). Wir können auf allen drei Ebenen das kreisende Prinzip der Räder zu nutzen. Die Energie einer Seite des Gelenks dreht sich fast immer in die Gegenrichtung zur Gegenseite. So drückt sich im Chakra die Gleichzeitigkeit beider Richtungen aus und verleiht ihm gleichzeitig Stabilität.

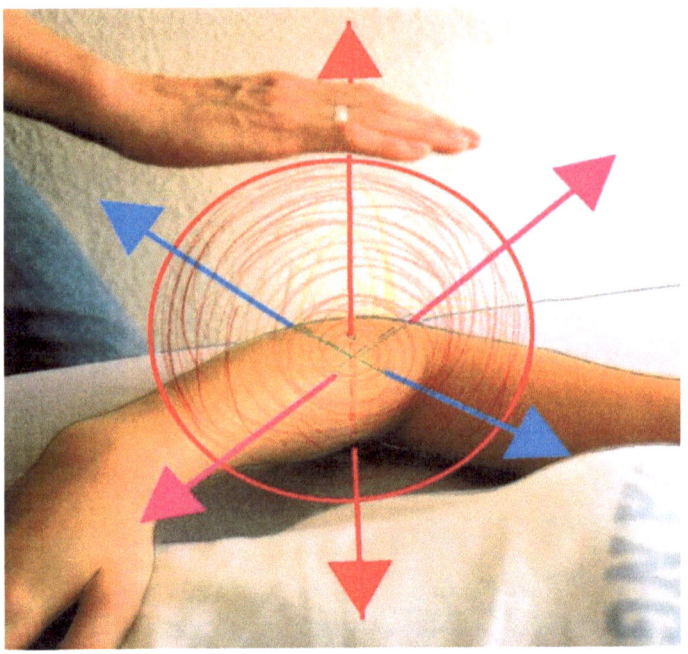

Abb. der Ellbogen als Kugelraum (jede Pfeilfarbe stellt eine Raumachse dar)

Vor allem an den Gelenken der Arme und Beine können wir sehr erfolgreich mit dem Chakra als Kugelraum arbeiten. Im ersten Schritt definieren wir drei Achsen, die die Struktur zum Mittelpunkt haben, die wir behandeln wollen. Ich nehme zur Illustration einmal ein Kniegelenk. Wenn es darum geht, eine allgemeine Arthrose des Gelenks zu behandeln, dann nehme ich den Mittelpunkt des Gelenks als Zentrum meiner Koordinaten. Wenn es aber um ein Außenband oder einen Meniskus geht, dann wird das Zentrum des Koordinatensystems seitlich im betroffenen Meniskus oder noch weiter außen im Seitenband liegen. Je kleinräumiger die Zielstruktur liegt, desto kleiner werden tendenziell die Kreisumfänge sein, mit denen wir arbeiten. Hilfreich ist dabei das Phänomen, dass die Enden einer Ebene sich weit überwiegend gegenläufig drehen.

Wenn ich an beiden Händen eine gleichsinnige Vorzugsrichtung feststelle, ist eine Überprüfung meines Fokus angesagt. Liegt meine Aufmerksamkeit gedanklich wirklich an der zu behandelnden Struktur? Habe ich vielleicht zwei unterschiedliche verletzte oder belastete Areale zwischen meinen Händen? Beim Außenband und Meniskus kann es sein, dass die Chakraenergien der beiden Strukturen gegenläufig sind, obwohl sie so nahe beieinander liegen.

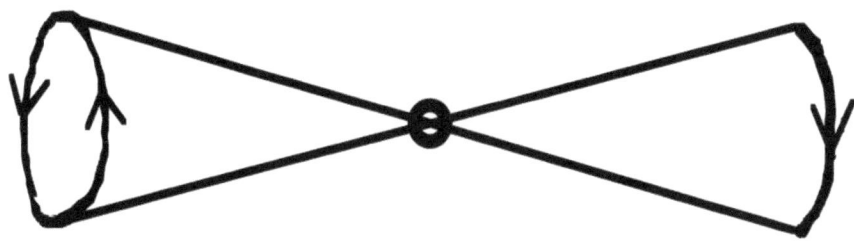

Abb. beidseits gegenläufige Energie

Auch bei der asymmetrischen Ausbreitung der Energiefelder kann die Ursache in einer Überblendung liegen. An den Gelenken der Arme, Hände, Beine und Füße finden wir diesen Befund nicht sehr häufig. Er ist eher typisch für die sieben Hauptchakren die an der Körpervorder- und Rückseite oft sehr unterschiedlich ausgeprägt sind.

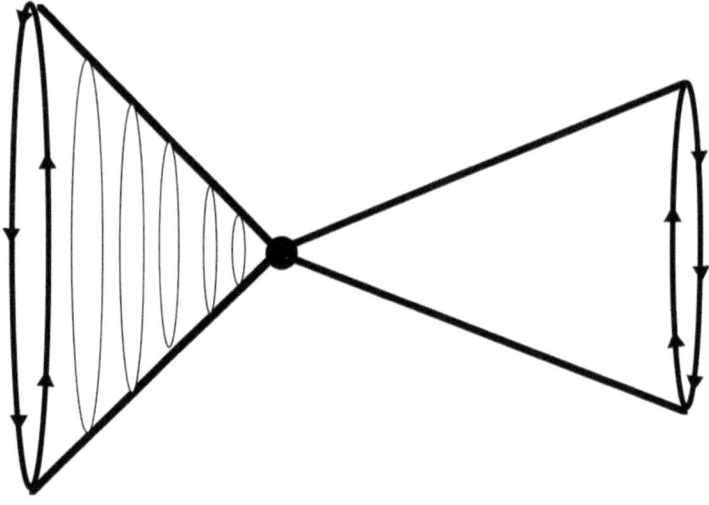

Abb. asymmetrische Energietrichter

Wenn ich die Behandlung in den drei von mir gewählten Achsen abgeschlossen habe, lohnt es, anschließend mit beiden Händen das Chakra als Energiefeld zu kontaktieren. Es ist durch die bisherige Behandlung auf einer oder mehreren geometrischen Ebenen als Raumstruktur intensiviert. Im Kontakt fühlt es sich an wie eine vibrierende Qi Gong Kugel, die wir zwischen den Händen drehen können. Dieses spielerische Vorgehen des Drehens und Schwingens unterstützt die Lebendigkeit, die Anpassungsfähigkeit und Kraft aller mit dem Chakra verbundenen Seinsebenen.

4. Chakren visualisieren

Wer gerne nach Neuem Ausschau hält, wer Wert darauf legt, dass Themen übersichtlich, anschaulich und überschaubar präsentiert werden, wer gerne mit bildhaften Begriffen denkt, für den wird das Visualisieren der Chakren mit ihren Regenbogenfarben eine Bereicherung sein.

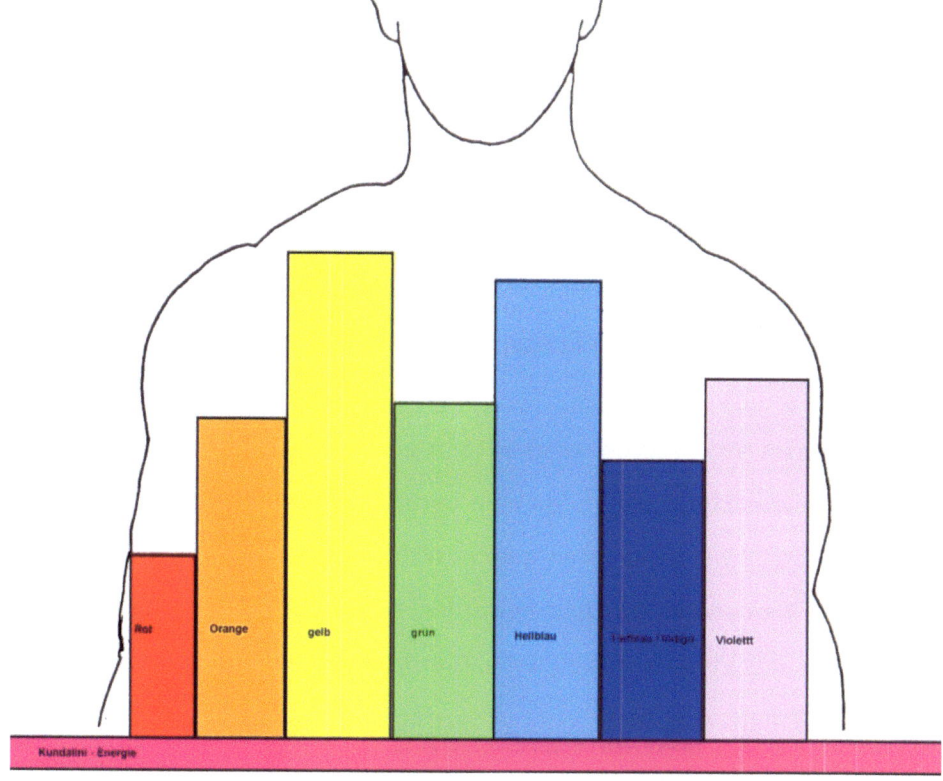

Abb. Repräsentanz der Chakren als Farbsäulen ohne und mit Trübungen

Anfangs gelingt das Visualisieren vielen besser mit geschlossenen Augen. Dabei stellen wir uns nacheinander die Chakren in ihrer Abfolge und mit ihren Farben vor. Vor dem inneren Auge wirklich „sehen" werden wir die Farben wohl nicht wirklich. Es geht mehr um eine Farbvorstellung. Manche assoziieren farbiges Licht, andere eher farbige Formen wie die Gestalt von Blüten.

Schon das Visualisieren der Chakren in ihren Farben wird den Austausch zwischen den Chakren aktivieren. Wir können das mit der gleichzeitigen Kontaktaufnahme mit dem Energiefeld vor unserem Körper verstärken. Eine faszinierende Möglichkeit ist das Visualisieren der Chakrafarben als farbige Flüssigkeit in sieben Behältern, die sich nebeneinander in unserem Brustkorb befinden. Diese Gefäße sind an ihrer Basis durch die Kundalini-Energie miteinander verbunden.

Dieses Visualisieren verschafft uns einen schnellen Überblick darüber, auf welcher Ebene wir im Moment besonders belastet und gefordert sind, auch wenn wir es spontan gerade nicht wahrnehmen oder es auf den ersten Blick anders einschätzen würden. Alleine für diese Information lohnt es sich, das Visualisieren zu üben. Gleichzeitig eröffnet der Befund wieder eine Gestaltungsoption.

Menschen, die ihre Welt vor allem mit Klängen assoziieren, können sich wahlweise die Chakren als Klänge einer Orgel mit sieben Tönen vorstellen. Die Qualitätsunterschiede der visuellen Assoziation können diese Menschen auf die Klänge übertragen werden.

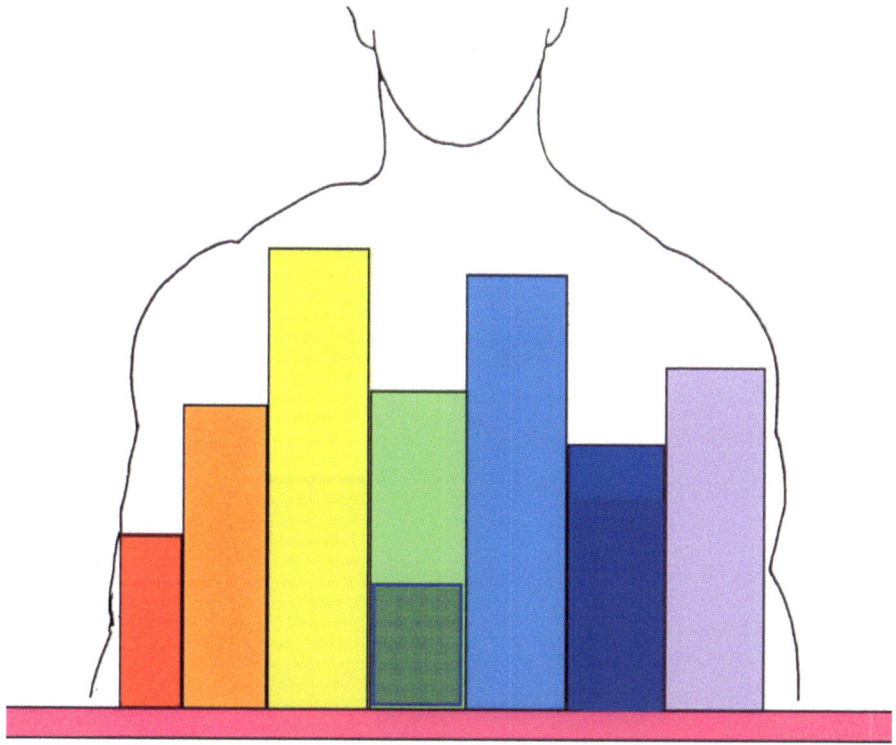

Abb. Repräsentanz der Chakren als Farbsäulen mit Trübungen

Zunächst spüren wir in uns hinein, wie es uns aktuell geht, wie wir uns fühlen. Dann beginnen wir mit dem Gefäß mit der roten Färbung des Wurzelchakra. Wie hoch ist der Farbpegel, wie klar und leuchtend ist die Farbe, wie lebhaft die Bewegung der farbigen „Flüssigkeit"?

Mit der gleichen Aufmerksamkeit lassen wir nacheinander in aufsteigender Reihenfolge bis zur Krone die Chakren auf uns wirken. Jedes Mal achten wir auf die Menge, die Klarheit und Intensität der Farben in den Gefäßen.

Alle Wahrnehmungen sind dabei wichtig.

- Wie ist es um den Füllungszustand bestellt?
- Wo fällt es, uns schwer eine Verbindung zur Farbsäule herbeizuführen?
- Wie findet die Verbindung statt?
- Gleicht sich der Pegelstand der Energie über die Wurzeln aus oder „schwappt sie über"?
- Wie sieht es aus mit den Farbqualitäten?
    - strahlend/gedeckt
    - kräftig/blass
    - transparent / sumpfig / trüb

Bei deutlichen Unterschieden oder trüben Farben nutzen wir im Prinzip die gleiche Technik wie bei der Behandlung der Chakren über die Nachbarfelder. Wir laden die Energie ein, über die verbindende Kundalini-Energie zwischen den Gefäßen zu fließen wie in einem System miteinander kommunizierender Röhren. Durch das Hin- und Herschwingen der Energie können sich die Höhen der Farbsäulen angleichen oder die Aktivität entfalten, die der Situation angemessen sind.

Ein sehr schönes Erlebnis ist das Klarer-Werden einer Chakra-Farbe. Analog dazu werden wir fast immer feststellen, dass wir in unseren Motivationen und Wünschen klarer werden. Denn das, was wir wahrnehmen, beinhaltet eine Aussage über unser aktuelles Befinden. Die Höhe, Reinheit und Intensität der Farbsäulen hat fast immer mit unserem Stimmungsbild, unserem Selbstempfinden in all seinen Facetten zu tun, wenn sie schwächer, stärker, klarer oder verschwommener werden. Wir spüren in uns hinein und beobachten alle Veränderungen, die eingetreten sind bzw. nicht eingetreten sind. Mit dieser Übung können wir uns in ein bis zwei Minuten zwischen zwei Behandlungen wieder zentrieren und Kraft schöpfen.

5. Chakren und Atmung

Wer von anderen Techniken mit der Atemführung vertraut ist, wird es leicht fallen, zu den Chakren hin zu atmen. Auch ohne Vorkenntnisse können wir mit der Atmung experimentieren. Dazu legen wir eine Hand auf das Brustbein, auf das Herzchakra oder auf den Oberbauch über dem Solarplexuschakra. Von dort aus verfolgen die Atembewegung, begleiten sie mit der Vorstellung, wie mit jedem Atemzyklus Energie ins Chakra strömt und sich dann wieder verteilt. Danach nehmen wir den vertrauten Abstand der Hand zum Körper ein, in dem wir das Chakra gut als Energieraum wahrnehmen können. Bei jeder Einatmung dehnt sich das Chakra ein wenig aus, während es bei der Ausatmung zurückschwingt. Manche nehmen ein Öffnen und Schließen, zarten Druck oder feinen Zug, oder Temperaturunterschiede wahr.

Im zweiten Schritt gehen wir im Rhythmus der Atembewegung mit unserer Achtsamkeit von Chakra zu Chakra. Wenn sich die Atemwahrnehmung an einem Zentrum nicht spontan klar einstellen mag, verweilen wir dort einige Atemzüge lang und laden die Atmung ein, über einige Atemzyklen zunehmend spürbar in diese Körperregion einzufließen.

Beim Atmen stellen wir uns vor, dass die Energie des Atems bei der Einatmung durch ein bestimmtes Chakra in den Körper eintritt und durch ein zweites Chakra beim Ausatmen ausströmt. Nach einigen Atemzügen kann die Energie zu kreisen beginnen. Diese Übung wiederholt man auf unterschiedlichen Ebenen und in unterschiedlichen Abständen. So können wir mit dem Kreisen zwischen Herz und Solarplexus beginnen. Dann wählen den Abstand Herz - Unterleib oder Kehle - Unterleib bis wir am Ende vielleicht sogar das vom Atem unterstützte Kreisen der Energie von der Wurzel zur Krone und dann wieder außen hinunter zur Wurzel verfolgen können.

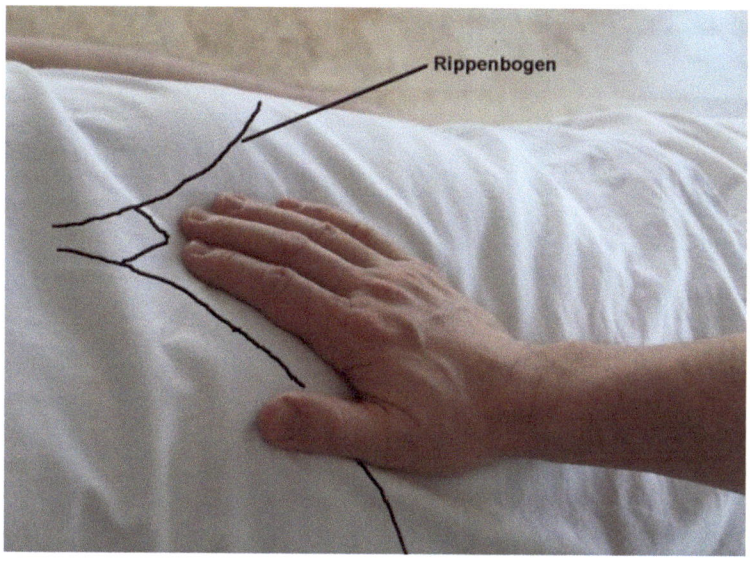

Abb. Atemführung mit Handkontakt auf Höhe des Solarplexuschakra

Selbstbehandlung und Meditationen

„Chakrenschließen" zur Selbstbehandlung

Das Chakrenschließen ist eine Selbstbehandlungstechnik, die sich zur Regeneration, Anregung der Selbstorganisation und zur allgemeinen Entlastung von Stress als regelmäßige Übung anbietet. Mit dieser Technik unterstützen wir den Energiefluss und Energieausgleich zwischen den Chakren.

Als Vorbereitung reiben wir die Fingernägel oder die Hände aneinander und die Handflächen spielerisch voneinander entfernen und aufeinander zuführen. Dabei können wir üben wahrzunehmen, wie sich die Energie zwischen unseren Händen verdichtet und ausdehnt.

Zu Beginn führen wir langsam und locker unsere Hand im Abstand von knapp einer Handspanne vor dem Körper hinauf und hinab. Wenn sich dabei an einer Stelle unsere Wahrnehmung irgendwie anders anfühlt als anderenorts, sollten wir versuchen, dieses „anders" für uns selbst so präzise wie möglich in Begriffe zu fassen, die Veränderung genau zu beschreiben.

Dieses „sich anders fühlen" ist Ausdruck unserer subjektiven Energiewahrnehmung. Der ganze Körper kann der Messfühler dafür sein. Kribbeln, Druck, Müdigkeit im Arm nur an dieser Stelle, eine Änderung der Stimmung und Motivation – „interessant, langweilig, habe keine Lust mehr" – jede dieser Änderungen ist wegweisend, wenn sie durch die Position der Hand bzw. der Hände über einer Zone der Mittellinie ausgelöst wird.

Die Qualität der Veränderungen müssen wir nicht beurteilen und sie auch nicht nach welchem System auch immer einordnen. Wir nehmen die Veränderungen nur wahr und nehmen sie ernst. Mit dieser Vorerfahrung beginnen wir das eigentliche Chakrenschließen.

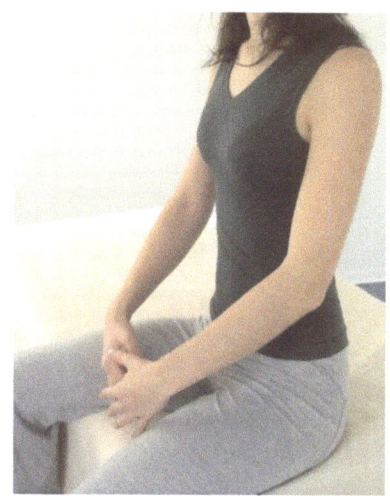
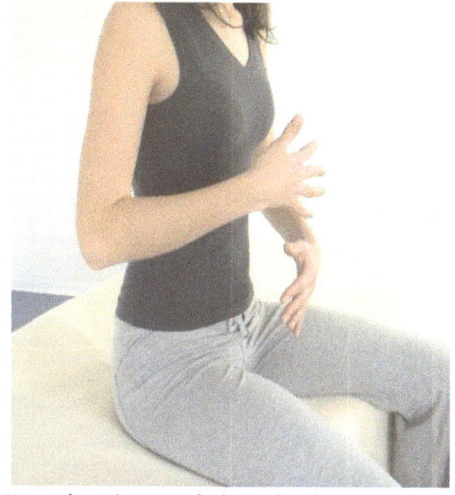

Abb. Beginn an der Wurzel   Kontakt mit Unterleib und Solarplexus

Wir sitzen gelassen aufrecht, legen die Hände zuerst zwischen die Oberschenkel über den Schoß. Dort registrieren wir den Kontakt, Nichtkontakt oder Veränderungen unserer Selbstwahrnehmung. Wir spielen etwas mit dem Abstand der Hände, bis wir leicht der Vorstellung einer Verbindung zwischen unseren Händen und unserem Damm, dem Quell des Wurzelchakra, Raum geben können.

Wenn wir diese erste Erfahrung über zwei bis drei Atemzüge abgespeichert haben, wiederholen wir dasselbe Vorgehen mit dem Unterleibs- und dem Solarplexuschakra. In gleicher Weise kontaktieren wir nacheinander in aufsteigender Folge einmal alle Chakren an der Körpervorderseite. Dabei sollten wir immer die anatomischen Angaben zur Lage der Mittelpunkte der Chakren berücksichtigen. Individuelle Lagevarianten, vor allem die genannten Doppelanlagen am Solarplexus, am dritten Auge und an Scheitel und Krone sind jederzeit möglich.

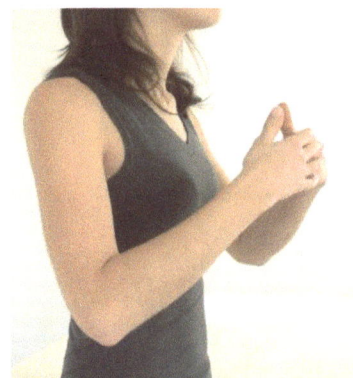

Abb. Kontakt mit dem Herzchakra

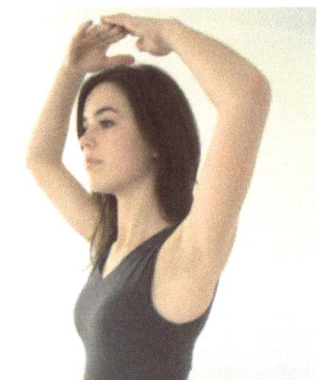

Kontakt mit dem Kronenchakra

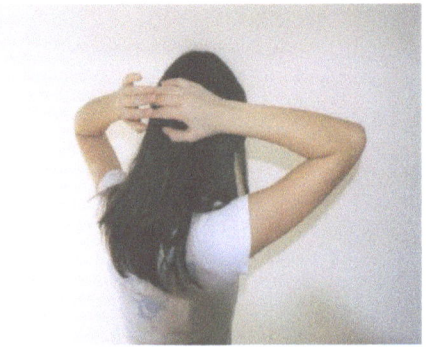

Abb. Kontakt Wurzel des Kronenchakra

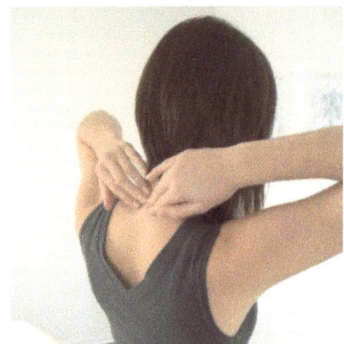

Kontakt Wurzel der Kehle

Über jedem Chakra verweilen wir so eine kleine Weile und lassen alle Unterschiede der Fülle, Leere, der Qualität und Präsenz auf uns wirken, ohne sie zu beurteilen. Auch die Rotationsbewegung kann spürbar sein.

Wenn wir das Kronenchakra erreicht haben, gleiten unsere Hände nach hinten um an der Körperrückseite direkt über ihrem Wurzelbereich die Chakren zu kontaktieren. Für die Chakra-Wurzeln der Körperrückseite wählen wir einen geringen Abstand vom Körper oder berühren ihn direkt. So gehen wir dorsal von der Schädelbasis, der Wurzel des Kronenchakra, dann zur mittleren HWS, der Wurzel des 3. Auges und schließlich zum Übergang von HWS zur BWS, der Wurzel des Kehlkopfchakra.

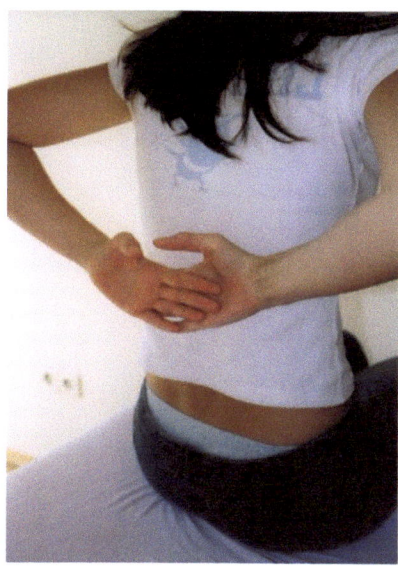

Abb. Schürzengriff über der Wurzel des Herzchakra dorsal

Anschließend legen wir so gut wie möglich die Handrücken ähnlich wie beim Schürzengriff unter die Schulterblätter. Hier liegt die Wurzel des Herzchakra. Wer das nicht kann, legt die Hände tiefer an, wobei Handrücken oder Handflächen so gedreht werden, dass sie zum Zentrum der Wurzel des Herzchakra zeigen. Auf Höhe des Brustwirbelsäulen- Lendenwirbelsäulenübergangs berühren wir die Wurzel des Solarplexuschakra. Die nächste Station ist der Übergang der Lendenwirbelsäule zum Kreuzbein, der Wurzel des Unterleibchakra. Die Bewegung am Rücken schließen wir ab mit einem Kontakt mit der Kreuzbeinspitze oder am Steißbein, denn hier liegt die Wurzel des Wurzelchakra.

Um den Kreis der Chakren zu schließen - daher der Name der Technik - legen wir die Hände wieder in den Schoß und nehmen eventuell noch einen zarten Kontakt mit dem Wurzelchakra auf. Dieser Ablauf wird zwei bis drei Mal wiederholt.

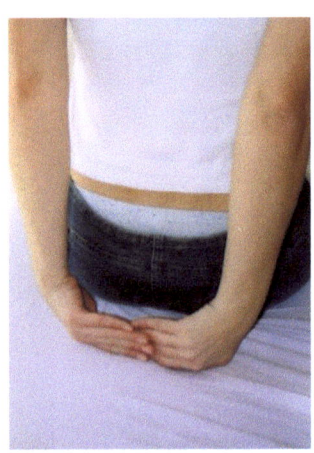 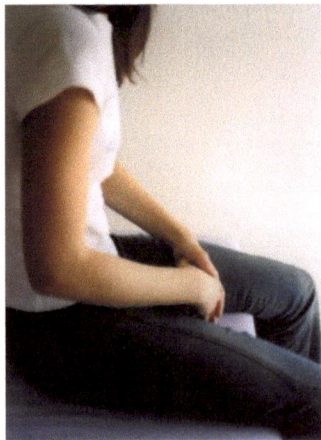

Abb. Kontakt an der Wurzel des Wurzelchakra dorsal und am Wurzelchakra ventral

Spiralübung - Spiralmeditation 1

Eine schöne Ergänzung der Techniken, die den vertikalen Fluss der Energie unterstützen, ist die Spiralmeditation. Sie verbindet auf besondere Weise die Chakren, die sich in ihrer Funktion ergänzen.

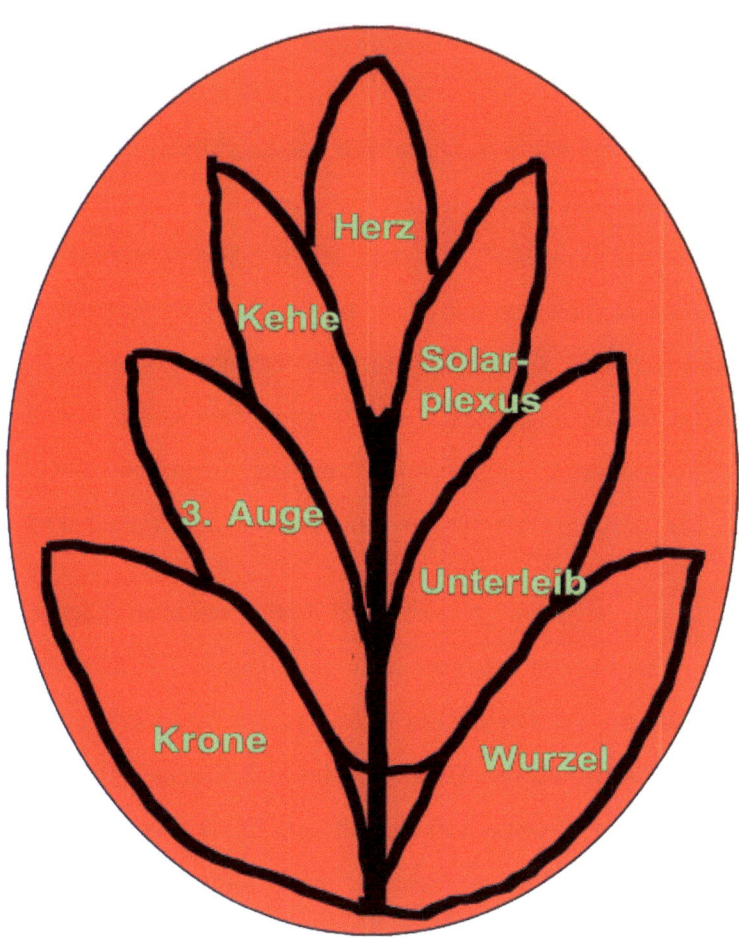

Abb. Chakrenpaare als Pflanze

Ausgangspunkt dieser Meditation ist immer das Herz, von dem aus wir nur in Gedanken oder mit körperlicher Unterstützung der kreisenden Hand zu den nächsten Chakren in einer weiter oben oder unten beginnenden Abfolge gehen. Im Herzchakra versammeln sich die Qualitäten aller Chakren, darum ist es Ausgangspunkt und Ziel dieser kontemplativen Übung.

In der von der Mitte ausgehenden Spirale stärken und ergänzen sich wechselseitig Chakrenpaare in ihren Qualitäten. Der Anker liegt im Herzen. Der positive „Eigen-Wille" mit dem Für-Sich-Sorgen-Können des Solarplexuschakra koppelt sich mit der Selbst-Aussage, mit dem Sagen-Können was man will des Kehlkopfchakra. Der Beziehungsinstinkt, besonders ausgeprägt im Unterleibchakra, wird ergänzt und kontrolliert durch die Kraft des Verstandes, die sich im Dritten Auge ausdrückt. Die Erdung im Wurzelchakra ergänzt sich mit der Transzendenz im Kronenchakra.

Die Spiralmeditation ist sowohl auf- und absteigend möglich. Je nach gewählter Folge werden die Potentiale der Chakren in anderer Reihenfolge aktiviert. Wieder wählen wir die Richtung, indem wir im Tun die bereits vertrauten Fragen zulassen. Fühlen sich beide Richtungen gleich an? Haben beide Richtungen dieselbe Wirkung auf uns? Wir wählen die Richtung, die uns bei der Handführung leichter fällt und angenehmer ist. Die Spiralmeditation kann einige Male wiederholt werden, wobei wir uns für jedes Chakra und auch für den Weg dorthin soviel Zeit lassen wie notwendig.

Spirale in Richtung Scheitel: Mit der rechten oder der linken Hand nehmen wir Kontakt auf mit dem Herzchakra. Von dort aus gehen wir mit unserer Achtsamkeit in einer spiraligen inneren und gegebenenfalls auch äußeren Bewegung hinunter zum Solarplexus, weiter zur Kehle, dann zum Unterleib, über das dritte Auge zur Wurzel und abschließend zum Scheitel.

Spirale in Richtung Wurzel: Wir beginnen mit dem Herz, gehen hoch zur Kehle, hinunter zum Solarplexus, wieder empor zum 3. Auge, dann zum Unterleib, von dort zum Scheitel und abschließend zur Wurzel.

Neben der klassischen Spiralmeditation über die sieben Hauptchakren gibt es noch die erweiterte Spiralmeditation, die noch mehr Chakren mit einschließt. Dabei beziehen wir die Chakren der Arme und Beine mit ein, aktivieren so die Gelenkchakren, und verankern uns vor allem noch mehr in weiteren Ebenen des Materiellen und der Transzendenz.

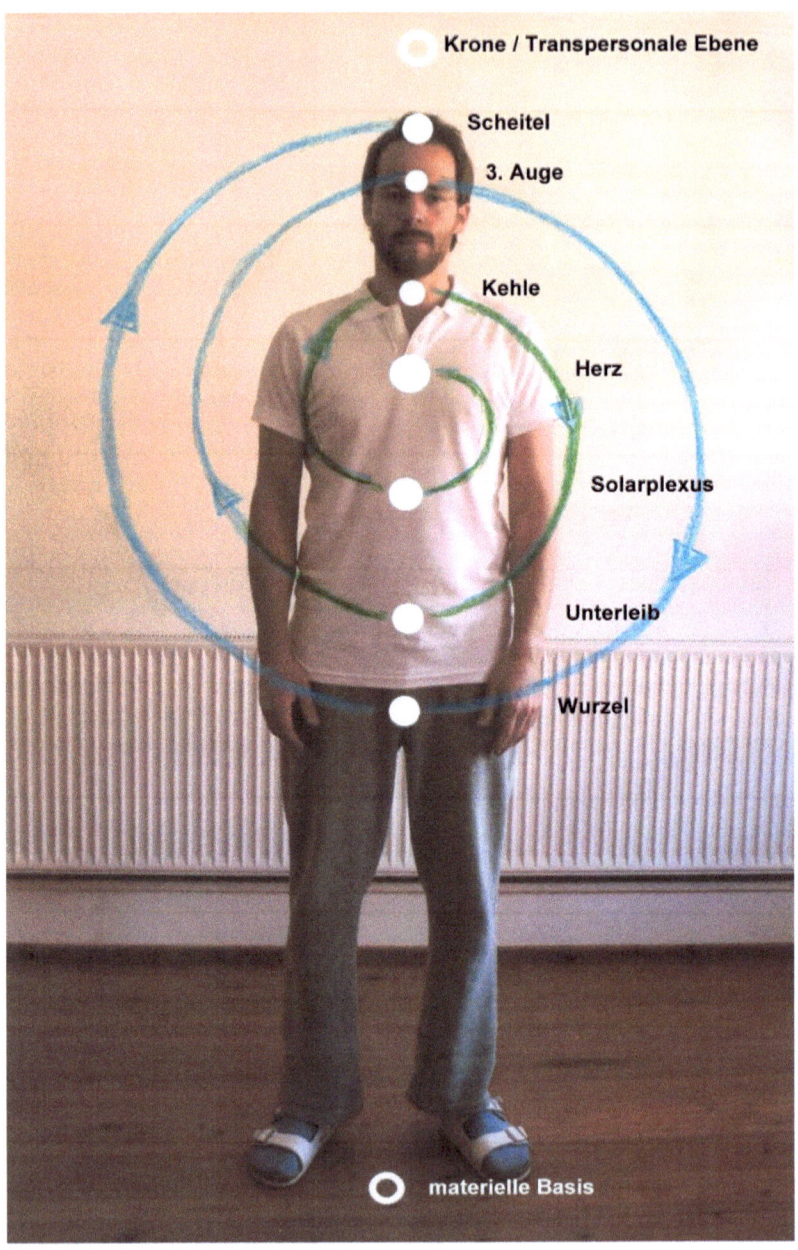

Abb. Spirale in Richtung Scheitel

Erweiterte Spiralmediation

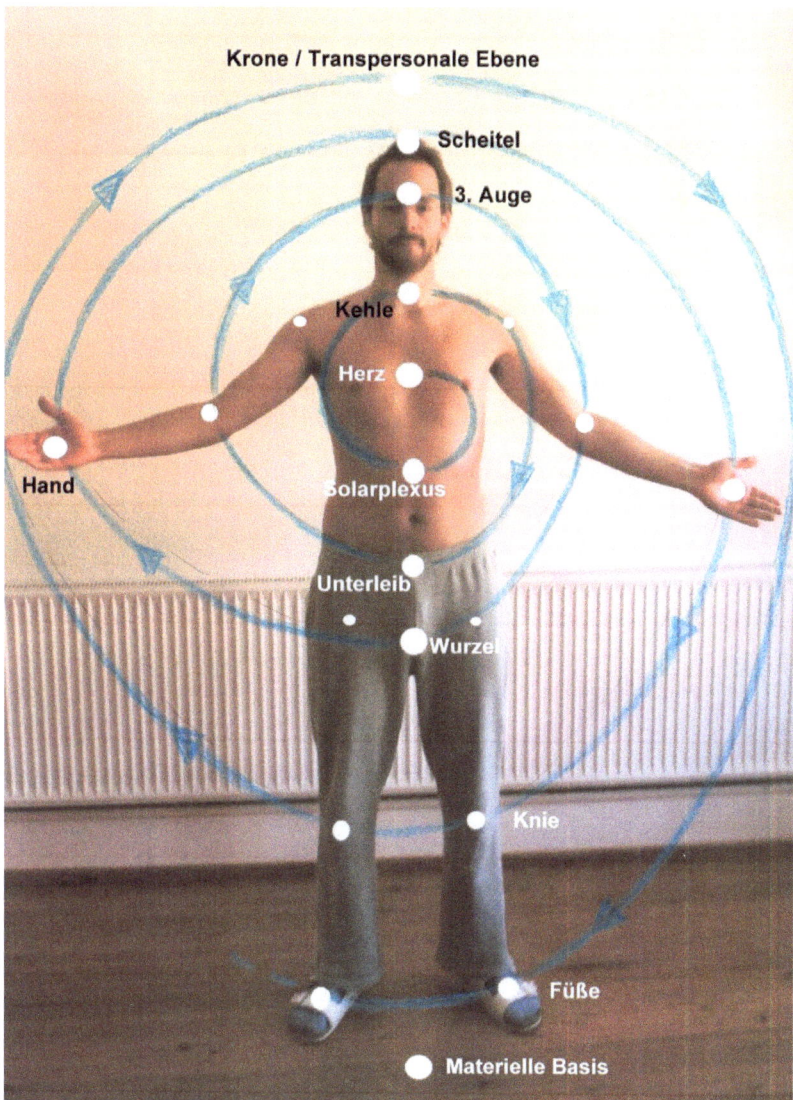

Abb. Erweitere Spiralmeditation

Chakra-Flow Meditation

Diese Meditation arbeitet vor allem mit Imagination, die vom Atem unterstützt werden kann, und beginnt mit dem Kronenchakra. Der Beginn mit dem Kronenchakra wird vor allem dann nützlich sein, wenn wir sehr viel Energie im Kopf versammelt haben und es uns deswegen schwer fällt, mit der Wurzel zu beginnen.

„ Das Kronenchakra öffnet sich .... wird breiter, weiter

... Energie fließt von oben in das Chakra und sinkt nach unten

.... das dritte Auge wird klar und weit, belebt und voller Energie

..... die Energie fließt von oben herab zur Kehle und sinkt weiter in Richtung Brustraum.....“

Für jeden einzelnen Schritt nehmen wir uns so viel Zeit, wie es der Energiefluss braucht, damit wir alles gelassen und vollständig erleben können. Das ist eine von vielen Möglichkeiten, wie die Ausbreitung der Energie über alle Chakren visualisiert werden kann. Falls sich bei der Vorstellung des Flusses der Energie in uns Widerstände bilden, laden wir die Energie ein, sich einen anderen Weg zu suchen, um so um den Widerstand herum zu fließen.

Nachdem der Fluss von der Krone zur Wurzel erlebbar geworden ist, kehrt man die Abfolge um. Jetzt wird die Erdenergie eingeladen, das Wurzelchakra zu füllen und emporzusteigen.

Aufladen des Sonnengeflechts

Im Yoga gibt es eine Vielzahl an Techniken, die mit Atmung, Visualisierung von Farbe und Form, Kontaktaufnahme und Affirmationen die Chakren ansprechen. Ein Beispiel ist das Aufladen des Sonnengeflechtes mit einer Yoga-Nidra-Technik von A. E. Röcker.

Wir sitzen dazu aufrecht und reiben unsere Hände. Damit aktivieren wir unsere Energie. Dann legen wir die leicht gespreizten Finger mit den Fingerbeeren oberhalb des Nabels auf den Oberbauch, wobei die Finger sich nicht berühren sollen.

Das Nervengeflecht des Solarplexus in der Tiefe des Oberbauches stellen wir uns wie eine Sonne oder eine leuchtende gelbe Scheibe vor. Wenn wir mit dieser Vorstellung ein klares Bild vor dem inneren Auge haben, kommt als nächstes die Atmung. Wir atmen tief ein und lenken mit der Ausatmung einen hellen Energiestrom von der Lunge über die Schultern, Arme, Hände und Fingerspitzen zum Sonnengeflecht. Auf diese Weise kann das Sonnengeflecht mit Prana-Energie aufgeladen werden. Ortho-Bionomisten kennen diese Energiezentrierung und Weiterleitung über die Fingerspitzen im Volery Syndrome.

Anna E. Röcker schlägt dazu folgende Affirmation vor: „Ich bin die strahlende Sonne meines Lebens, gesund und stark." Die Autorin empfiehlt die Atemführung sieben Mal zu wiederholen und dann mit geschlossenen Augen eine Weile der inneren Wirkung nachzuspüren.

Abschluss und Ausblick

Unser Ausflug in die Welt der Chakren ist zumindest für dieses kleine Buch an einem momentanen Ende, einem vorläufigen Abschluss angekommen. Vor mehr als zwanzig Jahren begann meine persönliche Wissensreise zögerlich und mit langen Pausen. Im Laufe dieser Jahre hatte ich das Glück, noch Vieles an Wissen, Erfahrung und Übung gewinnen zu dürfen. Heute ist für mich die Chakraarbeit eine Selbstverständlichkeit geworden. Selbstverständlich nicht zuletzt deshalb, weil sie so konkret erfahrbar ist und in keinem Widerspruch steht zu meinem naturwissenschaftlichen wie psycho-somatischen und psychologisch geprägten ärztlichen Denken. Mit der Ortho-Bionomy® wurde ich von einem Erkenntnisweg ergriffen, bei dem es in achtsamer Radikalität um die Entfaltung unserer inneren Anlagen geht – soweit es die Umstände eben ermöglichen und erlauben. Waren die Chakren am Anfang für mich ein wichtiges therapeutisches Werkzeug, so wurden sie im Laufe der Jahre Sinnbild und zugleich praktische Verkörperung der Regeln des Lebens. Und das bedeutet Ortho-Bionomy® wortwörtlich über- und umgesetzt: Den Regeln des Lebens zu folgen. Am Anfang des Buches habe ich ein Bild der Wirkebenen der Chakren angeboten, das einen Gesamtzusammenhang aufzeigt. Chakren verbinden unsere physischen Wurzeln mit unserem Geist, die Materie mit der Philosophie und unserer Spiritualität ganz im Sinne des Zen-Meisters Williges Jäger: „Spiritualität, die nicht im Alltag ankommt, ist keine Spiritualität."

Literatur und Quellen

Persönliche Mitteilungen und Seminare mit Arthur Lincoln Pauls und Kathy Kain

Brockhaus Enzyklopädie Band 5 und Band 8, Brockhaus Leipzig 2005

Dürr, Hans-Peter; Geist Kosmos und Physik, Crotona, Ammerang 2002

Joy, Brugh W.; Weg der Erfüllung, Ansata, Interlaken 1987

Fell-Hagen, Monika; Die Energie der Chakren, Kösel, München 2006

Laughlin, Robert B.; Abschied von der Weltformel: Die Neuerfindung der Physik, Piper, München 2007

Röker, Anna E., Mit Yoga Nidra das Leben meistern, Vianova, München

Weber, Klaus G., Wiese, Michaela; Kraniosakrale Therapie, Ressourcenorientierte Behandlungskonzepte, Springer Heidelberg 2003

Wiese, Michaela, Weber, Klaus G.; Dynamische und energetische Techniken in Physiotherapie und Manueller Medizin, Sonntag, Stuttgart 2006

Wikipedia Chakra 2015

Yalom, Irvin D.; Existenzielle Psychotherapie, EHP Bergisch Gladbach 3. Auflage 2010

Fachinformationen

Die Chakraarbeit wird im Rahmen der Ausbildung zum Diplomtherapeuten für Ortho-Bionomy® vermittelt.

Deutsches Institut für Ortho-Bionomy®

Metzelplatz 5

72108 Rottenburg

Telefonnummer :07472-24796

Für die Beratung in Fachfragen erreichen Sie die Institutsleiter

Frau Michaela Wiese und Herrn Dr. med. Klaus G. Weber unter der genannten Telefonnummer und der

e-mail Adresse:

organisation@ortho-bionomy.de